MDK Bayern (Hrsg.)

Qualitätssicherung in der Integrierten Versorgung

Innere Medizin – Neurologie – Psychiatrie

D1721129

MDK Bayern (Hrsg.)

Qualitätssicherung in der Integrierten Versorgung

Innere Medizin – Neurologie – Psychiatrie

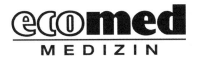

MDK Bayern (Hrsg.)
Putzbrunner Straße 73
81739 München

Bibliografische Informationen Der Deutschen Bibliothek

Die Deutsche Bibliothek verzeichnet diese Publikation in der Deutschen Nationalbibliografie; detaillierte bibliografische Daten sind im Internet über <http://dnb.ddb.de> abrufbar.

MDK Bayern (Hrsg.)
Qualitätssicherung in der Integrierten Versorgung
© 2007 ecomed MEDIZIN, Verlagsgruppe Hüthig Jehle Rehm GmbH
Justus-von-Liebig-Straße 1, 86899 Landsberg
Telefon 08191/125-0, Telefax 08191/125-292, Internet: http://www.ecomed-medizin.de
Satz: m media, 86916 Kaufering
Druck und Bindung: Kessler Druck + Medien, 86399 Bobingen
ISBN 978-3-609-16389-5

Inhaltsverzeichnis

Vorwort

Es mag vielleicht erstaunen, dass ein Gesundheitsökonom und kein Mediziner das Vorwort zu diesem Buch über Integrierte Versorgung verfasst. Noch mehr zu erstaunen vermag möglicherweise, dass es dann auch noch einer schweizerischer und nicht deutscher Provenienz ist.

Ersteres mag Sinnbild dafür sein, dass es bei der Integrierten Versorgung nicht nur auf die medizinischen und pflegerischen Aspekte ankommt. Denn Integrierte Versorgung kann ihre nachhaltigen Wirkungen nur dann vollständig entfalten, wenn sie in vernünftige – und d.h. auch in vernünftige finanzielle – Anreizmechanismen eingebettet ist.

Gesundheitsökonomische Aspekte sind gerade in deutschsprachigen Ländern erst in den vergangenen Jahren vermehrt in die gesundheitspolitischen Debatten eingeflossen. Das mag auf den ersten Blick vielleicht erstaunen, dürfte aber auf eine Unterlassung seitens der Ökonomen zurückzuführen gewesen sein. In der Zwischenzeit dürfte wohl jedem Akteur im Gesundheitswesen klar geworden sein, dass bei steigenden Sozialversicherungs- und Steuermitteln für das Gesundheitswesen jene, deren Kernkompetenzen im Umgang mit der Knappheit der Ressourcen liegen, also die Volkswirtschafter, gehört werden sollten.

Das hier vorliegende Buch des Medizinischen Dienstes der Krankenversicherung in Bayern (MDK Bayern) macht gerade aus gesundheitsökonomischer Sicht Sinn. Denn wer zahlt, sollte im Gesundheitswesen auch etwas zu sagen haben. Gegen diesen Grundsatz wird in den westeuropäischen Sozialversicherungssystemen in schöner Regelmäßigkeit verstoßen. Es macht daher auch Sinn, dass am Beispiel der Integrierten Versorgung aus Sicht des MDK Bayern aufgezeigt wird, wie dieser sich Integrierte Versorgung qualitätsmäßig vorstellt. Dabei kommen aus gesundheitsökonomischer Sicht zu Recht nicht nur Struktur- und Prozess-, sondern auch Ergebnisqualitätsaspekte zur Sprache. Denn worauf es ankommt, sind nicht Strukturen und Prozesse, davon haben wir schon zu viele veraltete, sondern Ergebnisse. Dass dabei aus gesundheitsökono-

mischer Sicht auch auf externe und nicht nur auf interne Qualitätssicherungsmaßnahmen abgestellt werden sollte, versteht sich von selbst.

Der schweizerische Ursprung des Vorwort-Verfassers mag aber auch zum Aus-
druck bringen, dass Integrierte Versorgung, deren sinnvolle Einbettung in ein
gesundheitspolitisches Gesamtkonzept und vernünftige finanzielle Anreize
nicht nur in Deutschland ein Thema sind. Dazu gehören auch andere Länder,
gerade auch die in Deutschland gesundheitspolitisch oft fälschlicherweise als
pionierhaft bezeichnete Schweiz.

Denn auch in diesem Land sind selektive Kontrahierung, morbiditätsorientierter
Risikoausgleich und monistische Finanzierung über die gesamte Behandlungs-
kette hinweg nicht realisiert oder sogar noch weiter von der Realisierung entfernt als in Deutschland. Andere Bereiche sind in der Schweiz eher weiter entwickelt wie die beispielsweise nicht so stur wie in Deutschland gehandhabte
Trennung zwischen ambulantem und stationärem Sektor.

Bleibt zu hoffen, dass sich die Entwicklungen der beiden Länder in ihren posi-
tiven Elementen gegenseitig anspornen mögen, damit Integrierte Versorgung
eines Tages zu dem werden kann, was es in einem modernen Sozialversiche-
rungssystem sein sollte: Ein echter Beitrag zur Verbesserung der Effektivität
und Effizienz der Gesundheitsversorgung.

Willy Oggier, Dr. oec. HSG
Gesundheitsökonomische Beratungen AG
Weinhaldenstraße 22
CH–8700 Küsnacht

Autorenverzeichnis

Dr. med. Ernst Eben
Nervenarzt – Sozialmedizin
Schwerpunktgutachter PPN (Psychiatrie, Psychotherapie, Neurologie)

Dr. med. Andrea Felser
Fachärztin für Neurologie
Team für Sonderaufgaben Versorgungsstrukturen

Dr. med. Monika Kirchhof
Fachärztin für Allgemeinmedizin, Ärztliches Qualitätsmanagement
Team für Sonderaufgaben Versorgungsstrukturen

Dr. med. Sabine Korger
Fachärztin für Innere Medizin mit Schwerpunkt Rheumatologie;
Schwerpunktgutachterin Krankenhaus

Dr. med. Susanne Mirlach
Fachärztin für Innere Medizin mit Schwerpunkt Lungen- und
Bronchialheilkunde, Sozialmedizin
Schwerpunktgutachterin Krankenhaus

Dr. oec. HSG Willy Oggier
Gesundheitsökonomische Beratungen AG
Weinhaldenstraße 22
CH-8700 Küsnacht ZH

Dr. med. Michael Schmitz MBA
Facharzt für Innere Medizin mit dem Schwerpunkt Nephrologie,
Ärztliches Qualitätsmanagement
Schwerpunktgutachter Krankenhaus

Dr. med. Friedrich Theiss
Facharzt für Innere Medizin mit Schwerpunkt Hämatologie,
Internistische Onkologie, Sozialmedizin
Fachbereichsleiter Onkologie

Dr. med. Martin Zeuner
Facharzt für Innere Medizin mit Schwerpunkt Rheumatologie, Sozialmedizin
Ressortleiter Gesundheitssystemforschung, Kommunikation,
Öffentlichkeitsarbeit

Einleitung

Monika Kirchhof

Qualitätssicherung sowie Anregung zur kontinuierlichen Verbesserung angebotener Leistungen gelten als eine der wesentlichen Voraussetzungen für ein leistungsfähiges Gesundheitssystem mit dem Ziel einer patienten- und bedarfsgerechten sowie wirtschaftlichen Versorgung.

In der gesetzlichen Krankenversicherung sind alle Leistungserbringer zur Sicherung und Weiterentwicklung der Qualität ihrer Leistungen verpflichtet und wir als Medizinscher Dienst der Krankenkassen sollen nach § 275 SGB V hierbei beratend einwirken.

Externe Qualitätssicherungsverfahren eröffnen ebenso wie die systematische, standardisierte Datenerhebung und -auswertung Möglichkeiten, Leistungen transparent und vergleichbar zu machen.

Der MDK Bayern als kompetenter und innovativer Gesundheitsdienstleister ist in der Lage, Verfahren der externen Qualitätssicherung zu entwickeln und anzuwenden, was sich unter anderem auf Entwicklung und Umsetzung von Qualitätssicherung und Qualitätsmanagement erstreckt.

Durch unsere fachliche Qualifikation sind wir in der Lage, die Inhalte der Verträge zur Integrierten Versorgung qualitätsgesichert zu bewerten und auch auf ihre medizinischen Inhalte zu überprüfen.

Die Beziehung zu den Leistungserbringern der Integrierten Versorgung (im Weiteren als IV bezeichnet) sind geregelt in den §§ 140 a bis 140 h SGB V. Demnach können die Krankenkassen Verträge abschließen über eine verschiedene Leistungssektoren übergreifende Versorgung der Versicherten oder eine interdisziplinär-fachübergreifende Versorgung mit den in § 140 b Abs. 1 genannten Vertragspartnern. Auch für die IV gelten die sich aus den §§ 11 bis 62 SGB V ergebenden Leistungsansprüche der Versicherten und die Generalklausel des § 2 Abs. 1 Satz 3 SGB V. Insbesondere müssen die Vertragspartner die Gewähr dafür übernehmen, dass sie die „ … medizinischen und medizintechnischen Voraussetzungen für die vereinbarte IV entsprechend dem allgemein anerkannten Stand der medizinischen Erkenntnisse und des medizinischen Fortschrittes erfüllen. Gegenstand des Versorgungsauftrages an die Vertragspartner der Krankenkassen … dürfen nur solche Leistungen sein, über deren Eignung als Leistung der Krankenversicherung der Gemeinsame Bundesausschuss nach § 91 im Rahmen der Beschlüsse nach § 92 Abs. 1 Satz 2 Nr. 5 und der Ausschuss nach § 137c Abs. 2 im Rahmen der Beschlüsse nach § 137 c Abs. keine ablehnende Entscheidung getroffen hat". Da damit keine Methoden ausgeschlossen sind, mit denen sich der Gemeinsame Bundesausschuss (noch) nicht befasst hat, eine entsprechende Konkretisierung des § 2 Abs. 1 Satz 3 SGB V im Sinne eines „Erlaubnisvorbehalts" also fehlt, ist medizinischer Sachverstand gefragt, damit die IV nicht zur Einfallspforte für „Voodoo-Medizin" einerseits oder nicht ausreichend validierte Neulandverfahren andererseits wird.

Konkurrierende Versorgungsmöglichkeiten sind: Modellvorhaben nach § 63 SGB V; Strukturverträge nach § 73 a SGB V; Disease-Management-Programme – § 137 f SGB V; Versorgungszentren nach § 95 SGB V, Hausarztzentrierte Versorgung – § 73 b SGB V; ambulante Behandlung im Krankenhaus nach § 116 b (hochspezialisierte Leistungen, Erkrankungen mit besonderen Verläufen, seltene Krankheiten etc.); Psychiatrische Institutsambulanzen (PIAs) nach § 118 SGB V (für Versicherte, die wegen Art, Schwere oder Dauer ihrer Erkrankung oder zu großer Entfernung zu geeigneten Ärzten auf Behandlung durch Krankenhäuser mit Psychiatrischer Institutsambulanz angewiesen sind).

*Die IV bietet durch variable Vertragsgestaltung die Möglichkeit, den vom Gesetzgeber gewollten Wettbewerb bei Leistungserbringern und Kassen zu fördern. Auch für den Wettbewerb ist die Generalklausel des § 2 Abs. 1 Satz 3 SGB V zu beachten. Insbesondere ist bei der Methodenauswahl medizinischer Sachverstand von Nöten, da nicht ausgeschlossen wurde, womit der G-BA sich noch nicht befasst hat, also im Sinne einer basalen Qualitätssicherung eine kritische Sichtung dieser Methoden erforderlich ist, inwieweit sie dem allgemein anerkannten Stand der medizinischen Erkenntnisse entsprechen. **Bereits hier kann der MDK Bayern entscheidend zur Qualitätssicherung beitragen.***

Ganz im Sinne der Gesetzgebung mit der Änderung durch Einführung des Gesetzes zur Stärkung des Wettbewerbes in der Gesetzlichen Krankenversicherung (GKV-WSG) zum 01.04.2007 im § 140 SGB V verstehen wir die Integrierte Versorgung als eine möglichst flächendeckende und strukturübergreifende Versorgung. Erwünscht ist die Beteiligung zahlreicher Bereiche unserer sektoralen Struktur, weshalb wir sowohl den ambulanten, den stationären Bereich und wenn nötig auch die Rehabilitation einbeziehen.

Die derzeit in der IV dominierenden Vertragstypen sind nach Bischoff-Everding et al. (2004):

Typ I – Umgewandelte Strukturverträge

Prototypisch hierfür ist ein Vertrag zwischen Krankenhaus, Tagesklinik oder einer Praxis mit niedergelassenen Ärzten (Belegärzte). Für die Krankenkassen ergeben sich dadurch Einsparungen bei den Krankenhauskosten. Mit derartigen Verträgen wird das Instrument der Einzelverträge erprobt, Erfahrungen gesammelt. Das Interesse der Versicherten wird zu einem Wettbewerbsfaktor. Seitens der Leistungserbringer besteht eine Chance zum Aufbrechen der Budgetdeckelung. Durch mehr Leistungen und die damit verbundenen Skaleneffekte können höhere Erträge erwirtschaftet werden. Daneben ist die verbesserte eigene Positionierung im Wettbewerb um Geschäftsfeldanteile als längerfristiger Erfolg von Bedeutung.

Der Nachteil dieses Vertragstyps besteht darin, dass es sich im Prinzip um ein Substitutionsmodell handelt. Bisher stationär erbrachte Leistungen sollen ambulant bzw. kurzstationär erbracht werden. Mit dieser Frühform der IV werden in der Regel klinische und/oder finanzielle Volumina geregelt. Qualität, wissenschaftliche oder medizinorganisatorische Innovationen sind meist nicht Gegenstand.

Typ II – Komplexpauschalen (z.T. mit Gewährleistung)

Solche Verträge stellen derzeit das Hauptkontingent der bisher abgeschlossenen Integrationsverträge. Die Verträge zeichnen sich durch die Integration der Kosten von Akut- und Rehabilitationsphase aus. Die entwickelteren Varianten überlassen den Leistungserbringern die Wahl des Ortes der Rehabilitation und der Versorgungsstufe. Das Ziel der Krankenkassen ist neben der Nutzung des Vertragsvolumens eine Einsparung bei den Gesamtkosten (soweit die Kassen Kostenträger für die Rehabilitation sind). Auch hier werden die Einzelverträge erprobt, derartige Angebote können auch für die Versicherten interessant sein. Ziel des Leistungserbringers (hier das Akutkrankenhaus) ist das Aufbrechen der Budgetdeckelung, die erzielbaren Skaleneffekte und ggf. eine Einweiserbindung. Die Verträge sehen zunehmend einen festen Preis für die zeitlich pauschalisierte Rehabilitations-Phase unabhängig vom Ort und den tatsächlich entstehenden Kosten vor und eröffnen damit eine weitere Ertragsmöglichkeit. Bei diesem Vertragstyp handelt es sich um ein Rabattierungsmodell, bei dem Mehrleistungen gegen Rabatt (und zum Teil Gewährleistung) erbracht werden. Solch eine Lösung erfordert komplexe Kalkulationen.

Typ III – Case Management Verträge

Diese Vertragstypen werden von den Krankenkassen bevorzugt mit Ärztegruppen, z.T. auch unter Einbindung von Krankenhäusern, abgeschlossen. Für die Krankenkassen ergibt sich ein mittel- bis langfristiger Einspareffekt (Reduzierung von Krankenhauseinweisungen). Sie rechnen auch mit der Gewinnung neuer Versicherter. Für die Ärztenetze geht es vor allem um die Honorierung ihrer Steuerungsleistungen und ihrer Zusatzaufwendungen. Die eingebundenen Krankenhäuser sind eher an den strategischen Bindungen zu den Niedergelassenen interessiert. In diesem Modell werden zukünftig die Pflege und die Pflegeeinrichtungen eine zentrale Rolle spielen.

Typ IV – Budgetverantwortung

Dieser Vertragstypus ist die eigentliche Herausforderung der Integrierten Versorgung, ihm werden die größten Zukunftschancen eingeräumt. Der Grundgedanke ist die Vereinbarung einer Budgetgarantie. Die Kasse garantiert die Bezahlung der Gesamtkosten, zahlt aber ggf. bereits vorab für bestimmte Koordinations- oder Steuerungsleistungen. Nachträglich werden diese Summen anhand der tatsächlich eingetretenen Kosten überprüft. Die Einsparungen durch die sektorenübergreifenden Gesamtkosten werden im jeweils definierten Verhältnis geteilt und stehen den Leistungserbringern als Bonus zur Verfügung. Der wirtschaftliche Anreiz besteht nicht in der Mehrleistung, sondern in der effizienten Vermeidung unnötiger Leistungen. Bei diesem Modell ist die Selektion und Definition von einbezogenen und nicht einbezogenen Krankheitszuständen überflüssig, die für andere Verträge sehr viel Aufwand verursachen können.

Für die Krankenkassen ergibt sich eine erleichterte Preiskalkulation, da die Gesamtkosten einer Population leichter bestimmbar sind, als für bestimmte Teilsequenzen eines indikationsspezifischen Behandlungsprozesses.

Qualitätssicherung und Qualitätsmanagement sind aus dem Gesundheitswesen nicht mehr wegzudenken. Bisher betreffen diese Maßnahmen hauptsächlich die Struktur- und Prozessqualität, die Ergebnisqualität wird nur im stationären Sektor durch die Bundesgeschäftsstelle für Qualitätssicherung (BQS) erfasst. Dies liegt vor allem daran, dass bisher keine allgemein anerkannten Indikatoren zur Überprüfung dieser Ergebnisqualität bestehen, wenn überhaupt, erstreckt sich dies auf Fragebögen zur Patientenzufriedenheit. In der Integrierten Versorgung bedeutet es für uns, dass wir eine optimale Versorgung des jeweiligen Krankheitsbildes anstreben und die dafür notwendigen Voraussetzungen betreffend der Strukturqualität hier niedergeschrieben haben.

Laut BQS existieren bisher 3498 Verträge zur Integrierten Versorgung mit 4.066.522 eingeschriebenen Patienten (BQS vom 23.04.2007). Wir sehen in der Integrierten Versorgung insgesamt ein Instrument, um die Versorgung bestimmter Krankheitsbilder zu verbessern bzw. zu optimieren. Integrierte Versorgung kann und soll nicht bedeuten, dass eine Akutklinik ausschließlich mit einer Klinik zur Rehabilitation einen Vertrag abschließt, ohne Einbeziehen des ambulanten Bereiches. Denn gerade hier, in der ambulanten Behandlung, entscheidet sich, wie der Patient versorgt sein wird. Im Gesetz zur Stärkung des Wettbewerbes in der gesetzlichen Krankenversicherung sind ab 2007 diese Verträge deshalb auch ausgeschlossen, der ambulante Bereich muss involviert sein, um eine Optimierung der Versorgung zu erreichen. Eine Verzahnung der Behandlung mit reibungsloser Über- und Weitergabe der Patientendaten sowie Vermeidung von Doppeluntersuchungen beseitigt auch die vielzitierte Schnittstellenproblematik. Gerade zu diesem Zweck sollte Integrierte Versorgung möglichst flächendeckend eingeführt werden, um Zeit und Geld in mehrfach durchgeführten Untersuchungen zu sparen und den Patienten zu schonen.

Der Medizinische Dienst der Krankenversicherung in Bayern (MDK Bayern) möchte Ihnen mit dieser Schriftenreihe ein Hilfsmittel zum Abschluss von Verträgen im Rahmen der Integrierten Versorgung an die Hand geben.

Das vorliegende Buch widmet sich insbesondere der Qualitätssicherung, um Ihnen die Möglichkeit zu verschaffen, medizinisch sinnvolle Verträge von guter Qualität abzuschließen. Wir hoffen, damit einen Beitrag zur kosten- und ressourcensparenden und dennoch hochwertigen Behandlung zu leisten und stehen für Rückfragen und/oder Beratung gerne zur Verfügung.

Literatur

Bischoff-Everding C, Hallauer J, Hildebrandt H, Döring R, Kloepfer A. Sonderheft Integrierte Versorgung, Krankenhaus Umschau 9/2004

1 Onkologie

FRIEDRICH THEISS

Bösartige Tumorerkrankungen sind nach den Herz-Kreislauf-Erkrankungen die zweithäufigste Todesursache in Deutschland. Bis auf wenige Ausnahmen treten Krebserkrankungen vorwiegend im höheren Lebensalter auf. Durch die Zunahme der Lebenserwartung wird dies in den nächsten Jahren zu einem weiteren Anstieg der Krebsneuerkrankungsrate in Deutschland führen. Der Bedarf für eine umfassende und qualifizierte onkologische Versorgung der Bevölkerung wird weiter wachsen.

1.1 Krankheitsdefinition

Kein anderes Spezialgebiet der Medizin wird so systematisch erforscht wie die Onkologie/Hämatologie. Gerade in den letzten zwei Jahrzehnten wurde durch ein besseres Verständnis der Molekularbiologie und Anwendung der Gentechnik eine Vielzahl von innovativen Methoden und Arzneimitteln in die Diagnostik und Therapie von Tumorerkrankungen eingeführt. Dies hat neben der Verbesserung der Therapieergebnisse allerdings auch zur Folge, dass der als „allgemein anerkannte Standard" definierte Kenntnisstand einem raschen Wandel unterworfen ist und nur noch von Spezialisten auf diesem Gebiet beherrscht wird. Auch in absehbarer Zukunft wird sich daran wenig ändern. Lehrbücher der Hämatologie und Onkologie sind heutzutage bereits bei ihrer Publikation in vielen Bereichen durch neuere Entwicklungen und Forschungsergebnisse überholt. Die medizinischen Leitlinien der hämato-onkologischen Fachgesellschaften und Verbände entsprechen – soweit sie nicht jährlich aktualisiert werden – nach kurzer Zeit ebenfalls nicht mehr dem Stand des medizinischen Wissens.

Obwohl bei vielen Karzinomerkrankungen die Perspektiven nach wie vor begrenzt sind, steht außer Zweifel, dass bereits heute sehr erfolgreiche Behandlungen von Tumorerkrankungen möglich sind. Durch neuartige systemtherapeutische und multimodale Therapiekonzepte können auch in den fortgeschrittenen Krankheitsstadien Lebensqualität und Überlebenszeiten deutlich verbessert werden. Es ist daher gerechtfertigt, Krebserkrankungen ebenso wie Diabetes oder Koronare Herzkrankheit (KHK), als chronische Erkrankungen aufzufassen, deren Management durch Onkologen innerhalb eines kompetenten Netzwerks zwischen stationären und ambulanten Versorgungseinrichtungen geleistet werden muss.

Krebsleiden sind immer als eine Erkrankung des Körpers und der Seele zu verstehen, die als eine chronische Systemerkrankung einer umfassenden, ganzheitlichen und kontinuierlichen Betreuung bedürfen. Diese ganzheitliche Behandlung umfasst eine interdisziplinäre Diagnostik sowie die multidisziplinäre Therapieplanung. Das Erstellen von ganzheitlichen, interdisziplinären Behandlungskonzepten ist die Hauptaufgabe von Internisten mit dem Schwerpunkt Hämatologie und Onkologie, wobei die Durchführung von Systemtherapien, von supportiven und palliativen Behandlungen, sowie die Vorsorge und Nachsorge von Krebserkrankungen der Arbeitsschwerpunkt sind.

Die Etablierung streng „Organ bezogener" Krebszentren, wie Brustzentren, Darmzentren usw. ist als Reaktion auf immer aufwändiger und komplexer werdende Behandlungsstrategien zu sehen und als erster Schritt in Richtung einer Qualitätsverbesserung der onkologischen Versorgung zu begrüßen. Langfristig erscheinen hochspezialisierte Organzentren jedoch nicht geeignet, den Versorgungsstandard von Tumorpatienten entscheidend zu verbessern, da hier strukturbedingt der „ganzheitliche" Behandlungsaspekt nicht hinreichend gewahrt werden kann und auch die Fixierung auf eine stationäre Einrichtung nicht mehr den Versorgungsprämissen entspricht.

In der modernen Krebsmedizin ist dringend ein Lotse erforderlich, der als echter Experte für Krebserkrankungen den Patienten während des gesamten Krankheitsverlaufs begleitet. Aufgrund der Komplexität der Inhalte und auch der Strukturen, kann der Hausarzt, der im bisherigem System diese Funktion innehatte, diese Rolle nicht mehr wahrnehmen. Internisten des Schwerpunktes Hämatologie und Onkologie sind durch die Vorgaben ihrer Facharztausbildung in besonderem Maße für die „Lotsenfunktion" bei Krebserkrankungen geeignet.

Im ambulanten Sektor ist mittlerweile eine nahezu flächendeckende Versorgung mit niedergelassenen internistischen Onkologen gewährleistet. Die Sicherung und weitere Verbesserung der Versorgungsqualität von Tumorpatienten wird vom Berufsverband, dem Bund Niedergelassener Hämatologen und Onkologen (BNHO), als eine zentrale ärztliche Aufgabe angesehen und durch ein eigens gegründetes wissenschaftliches Institut (WINHO) und jährliche Qualitätsberichte unterstützt.

1.2 Vorgesehene Patienten

Neben dem raschen Wandel der medizinischen und gesundheitspolitischen Rahmenbedingungen, der Vielzahl unterschiedlicher Tumorerkrankungen und Tumorstadien erschweren die individuell kaum vorhersehbaren Krankheitsverläufe die Einteilung von Fallgruppen. Von besonderer Bedeutung für die Planung eines Projektes zur Integrierten Versorgung ist daher die Charakterisierung der Patientenkollektive. Für die Entwicklung externer und interner Qualitätssicherungsmaßnahmen und Qualitätsindikatoren ist dieses von noch größerer Bedeutung. Modelle, die darauf abzielen möglichst viele onkologische Patienten, dafür aber in sich heterogene Kollektive zu erfassen, werden naturgemäß bezüglich der Qualitätsindikatoren weitaus unschärfer sein als solche, die auf eine bestimmte Tumorentität und Behandlungssituation begrenzt sind.

Die Auswahl von Patientenkollektiven für Projekte einer Integrierten Versorgung können aus verschiedenen Blickwinkeln erfolgen. Nimmt man als Fallkriterium die Tumorentität, was sich aus medizinischer Sicht primär anbietet, so ist eine relativ gute Eingrenzung hinsichtlich der beteiligten Fachgebiete möglich. Auch das Erstellen von durchgehenden Behandlungspfaden gestaltet sich einfacher. Nicht berücksichtigt wird dabei allerdings die Tatsache, dass sich das Management und der Ressourcenverbrauch der Fälle auch innerhalb des gleichen Krankheitsbildes in Abhängigkeit vom Krankheitsstadium erheblich voneinander unterscheidet. Frühformen einer Erkrankung, z.B. die Diagnostik und Behandlung des lokal begrenzten Kolonkarzinoms, unterscheiden sich vom Management der metastasierten Erkrankung gravierend. In der Planungsphase eines Projektes sollte daher diskutiert werden, ob bei Fallauswahl nicht stärker das Kriterium „Krankheitsstadium" berücksichtigt werden sollte. Ähnliches gilt für das Kriterium „Alter".

Beispiele für mögliche Fallgruppen:

- Auswahlkriterium **Tumorentität**,
  - Patienten mit **soliden** Tumorerkrankungen,
    - Kolorektales Karzinom (C18–C20),
    - Bronchialkarzinom (C34),
    - Mammakarzinom (C50),
    - Prostatakarzinom (C61).

In Abhängigkeit von der Größe/Fallzahl und Spezialisierung der beteiligten Strukturen ist darüber hinaus auch bei selteneren Tumoren eine Integrierte Versorgung vorstellbar (z.B. HNO-Tumore, Ösophaguskarzinome, Pankreaskarzinome, Unterleibstumore der Frau, Weichteilsarkome, Urogenitale Karzinome, Keimzelltumore)

  - Patienten mit **hämatologischen** Tumorerkrankungen.

Aufgrund der deutlich niedrigeren Inzidenz hämatologischer Neoplasien erscheint ein integriertes Versorgungskonzept nur überregional, d.h. die Grenzen der Bundesländer überschreitend, sinnvoll. Bei nahezu allen Entitäten existieren mit den etablierten Studiengruppen (z.B. *Deutsche Hodgkin-Studiengruppe, Deutsche Lymphomstudiengruppe/Kompetenznetz Maligne Lymphome, Leukämie-Studiengruppen im Kindes- und Erwachsenenalter/Kompetenznetz Leukämien*) bereits effiziente Strukturen, ohne deren Beteiligung integrierte Versorgungskonzepte in der Hämatologie nicht vorstellbar sind.

- Auswahlkriterium **Krankheitsstadium**,
  - Patienten mit **kurativem** Behandlungsziel.

Die Behandlung (Operation, stadienabhängige Chemotherapie und Radiotherapie, interventionelle Therapie) erfolgt mit dem Ziel einer definitiven Heilung des Patienten.

Als Beispiele sind zu nennen:

- Kolonkarzinom im Stadium I–III (C18),
- Rektumkarzinom im Stadium I–III (C20),
- Mammakarzinom ohne Fernmetastasierung (C50),
- Bronchialkarzinom bis Stadium I–IIIA (C34).

Integrierte Versorgungskonzepte unter kurativer Intention werden daher als Elemente folgende Strukturen enthalten müssen:

- Operative Krankenhauseinheit (Abdominal- bzw. Thorax-Chirurgie/Gynäkologie/Urologie),
- Internistische Onkologie (vollstationäre und ambulante Versorgung am Krankenhaus) zur Durchführung der medikamentösen Tumortherapie/Behandlung von Komplikationen u.a.,
- niedergelassener internistischer Onkologe zur Durchführung der medikamentösen Tumortherapie/Nachsorge,
- Strahlentherapie (in der Regel ambulant möglich, bei HNO- und Ösophaguskarzinomen auch stationär),
- Diagnostische Radiologie (ambulant),
- Hausarzt,
- Psychoonkologie,
- Rehabilitationsklinik mit onkologischem Schwerpunkt.

Der Schwerpunkt liegt hier auf der operativen Krankenhauseinheit und der ambulanten Nachbehandlungsmöglichkeit durch die Strahlentherapie und den internistischen Onkologen. Da nach der primären Tumoroperation alle notwendigen Nachbehandlungen im Regelfall ambulant erfolgen können, kommt der stationären Onkologie hier eher eine nachgeordnete Bedeutung zu.

- Patienten mit **palliativem** Therapieziel.

Die Behandlung (Operation, Chemotherapie, Radiotherapie, lokale Verfahren, Palliativmedizin) erfolgt mit dem Ziel der möglichst langen Erhaltung von Lebensqualität – begrenzt auch der Lebensverlängerung – bei Patienten mit fortgeschrittenen und/oder metastasierten, d.h. nicht heilbaren Krebserkrankungen.

Integrierte Versorgungskonzepte unter palliativer Intention werden daher als Elemente folgende Strukturen enthalten müssen:

- Operative Krankenhauseinheit (Abdominal- bzw. Thorax-Chirurgie/Gynäkologie/Urologie),
- Internistische Onkologie (vollstationäre und ambulante Versorgung am Krankenhaus) zur Durchführung der medikamentösen Tumortherapie/Behandlung von Komplikationen u.a.,
- niedergelassener internistischer Onkologe zur Durchführung der medikamentösen Tumortherapie/Kontrolle,
- Strahlentherapie (in der Regel ambulant möglich, bei HNO- und Ösophaguskarzinomen auch stationär),
- Diagnostische und interventionelle Radiologie (ambulant oder Krankenhaus-assoziiert bei invasiven Verfahren),
- Hausarzt,
- Psychoonkologie,
- Rehaklinik mit onkologischem Schwerpunkt,
- „Home-Care"-Modell,
- Palliativstation und Hospiz.

1.3 Strukturmerkmale onkologischer Versorgungskonzepte

Eine moderne Krebsmedizin setzt heutzutage immer die professionelle Zusammenarbeit in einem **multidisziplinären Team** voraus.

Trotz der sehr variablen medizinischen Ausgangssituationen ist der oft idealisierte Ablauf für die meisten onkologischen Fälle relativ homogen:

- **Histologische Sicherung** der Malignom-Diagnose durch eine Gewebsuntersuchung,
- Festlegung des Behandlungskonzeptes im Rahmen eines regelmäßig tagenden **Tumorboards** (multidisziplinäre Fachkonferenz),
- **Patientenaufklärung** und Einwilligung,
- **Therapie** (Operation ggf. mit onkologischer Vor- oder Nachbehandlung, Strahlentherapie, interventionelle Therapie usw.),
- Nachsorge.

Integrierte Versorgungskonzepte werden daher als Elemente folgende **Grundstrukturen** enthalten müssen:

- **Operative Krankenhauseinheit** (je nach Schwerpunkt Abdominal- bzw. Thorax-Chirurgie/Gynäkologie/Urologie/HNO u.a.),
- **Internistische Onkologie** (vollstationäre und ambulante Versorgung am Krankenhaus) zur Durchführung der medikamentösen Tumortherapie/Behandlung von Komplikationen u.a.,
- **niedergelassener internistischer Onkologe** zur Durchführung der medikamentösen Tumortherapie/Nachsorge,
- Strahlentherapie.

Je nach Ausrichtung bzw. Kooperationsmodell sind folgende Fachrichtungen mit einzubeziehen:

- Pathologie,
- Diagnostische und interventionelle Radiologie (diagnostisch: Sonographie, konventionelles Röntgen, Mammographie, CT, ggf. MRT; interventionell: CT- bzw. Sonographie-gesteuerte Organ-Punktionen und -Drainagen, lokal ablative Verfahren wie RFA, LITT u.Ä.),
- Diagnostische und interventionelle Endoskopieeinheit (Oesophago-gastroduodenoskopie, ggf. Doppelballon-Enteroskopie, ggf. ERCP, Koloskopie, Rektoskopie, Bronchoskopie mit Interventionsmöglichkeit),
- Nuklearmedizin (diagnostisch: Szintigraphie, PET; ggf. therapeutisch: Radiojod-Therapie, Radionuklid-Therapie, z.B. Zevalin),
- Psychoonkologie,
- Stationäre Rehabilitationseinheit mit onkologischem Schwerpunkt,

- Palliativstation,
- Hospiz/Home-Care-Modelle.

Bezogen auf die sektorale Zugehörigkeit, stationärer, ambulanter ärztlicher und ambulanter nicht ärztlicher Bereich, können folgende fachliche Qualifikationen gefordert werden:

Stationärer Bereich

Fachliche Voraussetzungen	
Operativ tätige Krankenhauseinheit (Abdominal- bzw. Thorax-Chirurgie/Gynäkologie/Urologie, HNO u.ä.)	• Für die operative Behandlung der betreffenden Tumorentität zertifizierte oder besonders qualifizierte Krankenhausabteilung • Dokumentierte Mindestmengen bzgl. Fallzahl (auch bezogen auf die Operateure) • Stationäre Behandlung nach § 39 SGB V einschließlich prä- und poststationärer Versorgung • 24-stündiger ärztlicher Bereitschaftsdienst
Internistische Onkologie (Krankenhaus)	Durchführung der medikamentösen Tumortherapie/Behandlung von Komplikationen, Schmerztherapie u.a. • Dokumentierte Mindestmengen bzgl. Fallzahl • Stationäre Behandlung nach § 39 SGB V einschließlich prä-/poststationärer und tagesklinischer Versorgung • Leitung durch Internisten mit Schwerpunkt Onkologie/Hämatologie (Facharztstandard) • 24-stündiger ärztlicher Bereitschaftsdienst • Onkologisch weitergebildetes Pflegepersonal („Onkologie-Schwester") • Dokumentierte Fortbildung und Qualifikation des ärztlichen und pflegerischen Personals auf dem Gebiet der Onkologie • Zentrale Zytostatikazubereitung (Krankenhausapotheke) • Studiensekretariat • Psychoonkologie

Fortsetzung „Stationärer Bereich"

	Fachliche Voraussetzungen
Stationäre Rehabilitation	• Leitung durch Internisten mit Schwerpunkt Onkologie/Hämatologie und Rehabilitationsmedizin (Facharztstandard) • 24-stündiger ärztlicher Bereitschaftsdienst • Dokumentierte Fortbildung und Qualifikation des ärztlichen und pflegerischen Personals auf dem Gebiet der Onkologie
Hospiz/Palliativstation	• Stationäre Betreuung von sterbenden Patienten nach Beendigung der zielgerichteten Tumortherapie • Leitung durch Facharzt mit besonderer Qualifikation in der Palliativmedizin (Facharztstandard) • 24-stündiger ärztlicher Bereitschaftsdienst • Dokumentierte Fortbildung und Qualifikation des ärztlichen und pflegerischen Personals auf dem Gebiet der Palliativmedizin (Kriterien analog der Definition der Dt. Gesellschaft für Palliativmedizin) • Psychoonkologische Betreuung • Zusammenarbeit mit bzw. Leitung von „Home-Care-Modellen"

Allgemeine Voraussetzungen:

• Adäquate Infrastruktur bzgl. Anfahrtswege und Transportzeiten,

• Sichergestellte kurzfristige Versorgung mit Blutprodukten,

• Sichergestellte intensivmedizinische Versorgung (Intensivstation im Hause),

• Sichergestellte Medikamentenversorgung (Krankenhausapotheke mit zentraler Zytostatika-Zubereitung),

• Abteilung für Labormedizin inklusive Notfall-Labor im Hause.

Ambulanter ärztlicher Bereich

	Fachliche Voraussetzungen
Niedergelassener internistischer Onkologe	Ambulante medikamentöse Tumortherapie/Kontroll- und Nachsorgeuntersuchungen/Behandlung von Komplikationen/Schmerztherapie/Patientenführung (Lotsenfunktion)
	• Leitung der Praxis durch Internisten mit Schwerpunkt Onkologie/Hämatologie (Facharztstandard)
	• Onkologisch geschultes bzw. weitergebildetes Pflegepersonal („Onkologie-Schwester")
	• Dokumentierte Fortbildung und Qualifikation des ärztlichen und pflegerischen Personals auf dem Gebiet der Onkologie
	• Betreuung und fachliche Leitung ärztlicher und pflegerischer „Home-Care-Modelle"
Hausärztliche Basisversorgung	• Ggf. Durchführung der medikamentösen Tumortherapie unter Leitung des Onkologen/Behandlung von Komplikationen/Schmerztherapie/Patientenführung u.a.
	• Internist oder Allgemeinmediziner mit besonderen Kenntnissen in der Onkologie/Hämatologie (Facharztstandard)
	• Zusammenarbeit mit bzw. Teilnahme an „Home-Care-Modellen"
	• Schulung von Angehörigen bzgl. Pflege und Betreuung
Ambulante Strahlentherapie (ggf. auch assoziiert an ein Krankenhaus)	• Leitung durch Facharzt für Strahlentherapie/Radioonkologie (Facharztstandard)
	• Möglichkeit der Durchführung komplexer Strahlentherapien incl. fraktionierte Bestrahlung am Linearbeschleuniger, 3D-Simulation, Konstruktion und Anpassung von Fixations- und Behandlungshilfen
	• Dokumentierte Mindestmengen bzgl. Fallzahl
	• Bei Patienten mit HNO- und Ösophaguskarzinomen auch stationär

Fortsetzung „Ambulanter ärztlicher Bereich"

	Fachliche Voraussetzungen
Diagnostische und interventionelle Radiologie (ggf. auch assoziiert an ein Krankenhaus)	• Konventionelle Radiologie in Verbindung mit Computertomographie (CT) und ggf. Kernspintomographie (MRT) • Leitung durch Facharzt für Radiologie (Facharztstandard) mit besonderen Kenntnissen in der Bewertung von CT und ggf. MRT-Befunden • Bei invasiven interventionellen Verfahren wie CT- bzw. Sonographie-gesteuerte Organ-Punktionen und -Drainagen, lokal ablative Verfahren wie RFA, LITT u.Ä. ggf. auch stationär
Ärztliche und pflegerische „Home-Care" sterbender Patienten (optional)	• Ärztliche und pflegerische Betreuung von moribunden oder sterbenden Patienten im häuslichen Bereich • Keine Chemotherapie • Leitung durch niedergelassenen Onkologen oder Hospiz/Palliativstation • Besondere Qualifikation des ärztlichen und pflegerischen Personals bzgl. Schmerztherapie, parenteraler Ernährung, onkologischer Supportivtherapie, Psychoonkologie • Schulung von Patienten und Angehörigen bzgl. Pflege und Betreuung

Allgemeine Voraussetzungen:

• Adäquate Infrastruktur bzgl. Anfahrtswege und Transportzeiten (auch Versorgung von „Liegend-Patienten"),

• Sichergestellte kurzfristige Versorgung mit Blutprodukten,

• Betreuung bzw. Leitung des nichtärztlichen ambulanten Bereiches.

Ambulanter nichtärztlicher Bereich

	Fachliche Voraussetzungen
Ambulante Krankenpflege	• Pflege von hilfsbedürftigen Tumorpatienten im häuslichen Bereich (Leistungen der Pflegeversicherung) durch besonders geschultes Personal • Zusammenarbeit mit niedergelassenem Onkologen, Hausarzt oder „Home-Care"-Struktur • Schulung von Angehörigen bzgl. Pflege und Betreuung • „Ernährungsschwester" bei parenteraler Infusionstherapie
Psychologische und psychosoziale Betreuung und Beratung	• Psychologe, Soziologe, „Sozialarbeiter", u.a. mit besonderer Qualifikation und Schulung im Bereich der Psychoonkologie und Sozialmedizin • Patientengespräche, Angehörigengespräche, Krisenintervention, psychotherapeutische Maßnahmen • Sozialmedizinische Beratung (Rente, Pflege, allg. Leistungen des Sozial- und Behindertenrechts u.a.) • Kontakte zu „Selbsthilfegruppen"

Allgemeine Voraussetzungen:
• Zusammenarbeit mit betreuendem Onkologen oder Hausarzt.

1.4 Behandlungsinhalte und Leitlinien

Die medizinischen Behandlungsinhalte bzgl. operativem Vorgehen und Auswahl der Chemotherapie bzw. Radiotherapie unterscheiden sich in Abhängigkeit von den verschiedenen Tumorarten und der zugrunde liegenden klinischen Situation (kurativ versus palliativ) erheblich. Eine Darstellung der differenzierten Sachverhalte kann nicht Gegenstand dieser Broschüre sein, sondern muss, bis auf einige allgemeine Bemerkungen, konzeptbezogen beurteilt werden.

Existieren für die spezielle Tumorentität explizite evidenzbasierte nationale Leitlinien (wie z.B. die nationale S3 Leitlinie der Deutschen Krebsgesellschaft

„Diagnostik, Therapie und Nachsorge des Mammakarzinoms der Frau") so sind diese als verbindliches Behandlungskonzept vertraglich in die Struktur zu implementieren.

Liegen keine nationalen S3 Leitlinien vor, so sind die existierenden Leitlinien der Deutschen Krebsgesellschaft bzw. die evidenzbasierten Leitlinien der Fachgesellschaften und Tumorzentren bei der Erstellung von Behandlungspfaden zu berücksichtigen.

Die Behandlungspfade sind jährlich von einer vorher zu benennenden Expertenkommission unter Einbeziehung der lokalen Tumorzentren zu überprüfen und zu aktualisieren.

Wenn möglich, sind aktuelle Studienkonzepte in die Behandlungspfade zu integrieren.

1.5 Externe und interne Qualitätssicherung

Maßnahmen zur externen und internen Qualitätssicherung müssen den Verträgen nach § 140a SGB V als obligater Bestandteil zugrunde liegen.

Externe Qualitätssicherung

- Beschränkung der Teilnahme auf Behandlungseinheiten mit zertifizierten Qualitätsmanagement, bzw. auf solche, die eine entsprechende Zertifizierung anstreben,
- Einbindung der lokalen Tumorzentren und Krebsregister, ggf. der Deutschen Krebsgesellschaft und der Fachgesellschaften,
- Teilnahme an zertifizierten Ringversuchen zur Verbesserung der diagnostischen Methoden (Labor, Radiologie),
- Einzelfallprüfungen bzw. Stichprobenprüfung durch die KV (bzw. den MDK, soweit vereinbart),
- Erstellung und Publikation eines jährlichen Qualitätsberichtes.

Interne Qualitätssicherung

- Einführung eines effektiven internen Qualitätsmanagements,
- Transparenz- und Qualitätsförderung im Rahmen einer möglichst ergebnisorientierten Patientenversorgung (Ausarbeitung explizierter Behandlungspfade; eindeutige Regelung der Aufgabenverteilung und der Dokumentation; Aufbau von Netzwerkstrukturen zur Verbesserung der Kommunikation, des Datenzugriffs und der zeitnahen Ergebnismitteilung; Evaluation der Patientenzufriedenheit und der Lebensqualität),
- Entwicklung von Instrumenten zur Verbesserung der Versorgungsergebnisse, zur Minimierung von Behandlungsrisiken und zur Ausschöpfung von Wirtschaftlichkeitsreserven (Prozessoptimierung; Evaluation möglicher Schnittstellenprobleme; Vertragsgestaltung mit (Krankenhaus-)Apotheken bzgl. der Zytostatikazubereitung, Einbindung von Pharmafirmen in die Finanzierung durch Rabattverträge und Teilnahme an Arzneimittelstudien),
- Ausarbeitung von Konzepten der Aus-, Weiter- und Fortbildung für ärztliche und nichtärztliche Mitarbeiter, Qualifizierung einzelner Mitarbeiter im Qualitätsmanagement,
- Regelmäßige Durchführung von Qualitätszirkeln/Teambesprechungen,
- Interne Audits,
- Erstellung eines Handbuchs/Checklisten,
- Etablierung von Balintgruppen.

Qualitätsindikatoren

Im Rahmen integrierter Versorgungskonzepte in der Onkologie und Hämatologie erscheinen folgende Qualitätsindikatoren medizinisch sinnvoll:

Intraindividuelle Qualitätsindikatoren

- Lebensqualität,
- Beschwerdefreiheit/Schmerzfreiheit,
- Selbstständigkeit und Mobilität,

- Belastbarkeit,
- Arbeitsfähigkeit/Erwerbsfähigkeit,
- Arzt-Patientenverhältnis.

Die oben genannten patientenbezogenen Messgrößen sind im Rahmen von Patientenbefragungen, z.B. Fragebögen zur Lebensqualität, zu evaluieren.

Qualitätsindikatoren zur Erfassung klinisch objektivierbarer Messgrößen des patientenbezogenen Krankheitsverlaufs

- Teilnahme an Schulungen und Präventionsmaßnahmen zur Minimierung des individuellen Krebsrisikos (z.B. Nichtrauchertraining),
- Teilnahme an Screeninguntersuchungen (Mammographiescreening, Darmkrebsvorsorge u.a.),
- Karnofsky-Index/WHO-Performance-Score,
- Remissionsparameter in der Bildgebung (Computertomographie, Kernspintomographie),
- Anzahl tumorassoziierter Komplikationen,
- Dauer des Überlebens (Gesamtüberleben, krankheitsfreies Überleben, rezidivfreies Überleben),
- Anzahl der Pflegetage (ambulante Pflege, Pflegeheim, Hospiz),
- Anzahl der stationären Krankenhausbehandlungstage,
- Adhärenz an evidenzbasierten Leitlinien (v.a. im Bereich Arzneimittel und Diagnostik).

Qualitätsindikatoren zur Erfassung der Struktur- bzw. Prozessqualität in der Integrierten Versorgung

- Geltungsbereich (z.B. ambulant/stationär),
- Versorgungsart (z.B. akut, chronisch, rehabilitativ),
- Versorgungstyp (Regel-, Modell-, Integrative Versorgung, Mischform),
- Medizinisches Personal (Facharzt, Hausarzt, Krankenpflege, Psycho-onkologische Betreuung),
- Interne und externe Zertifizierungsverfahren,

- funktionierendes Qualitätsmanagement,
- Beteiligung von Selbsthilfegruppen/Patientenorganisationen,
- Beteiligung von Berufsverbänden und Fachgesellschaften,
- Nachweis evidenzbasierter Leitlinien bezüglich Diagnostik und Therapie,
- Nachweis krankheitsbezogener und situationsbezogener „Patientenpfade",
- Patientenorientierung (z.b. Fragebögen zur Patientenzufriedenheit),
- Ressourcenmanagement durch Erfassung der Organisationsabläufe,
- Definition der Aufgaben und Zuständigkeiten,`
- Definition der Schnittstellen im System,
- Behandlungspläne bei onkologischen Notfällen,
- EDV-Netzwerk mit Charakterisierung des Datenaustauschs und des Datenzugriffs,
- Katalog für Fortbildungsmaßnahmen im ärztlichen und nicht-ärztlichen Bereich.

Qualitätsindikatoren für die Ergebnisqualität der Integrierten Versorgung

Als Ziele von integrierten Versorgungskonzepten in der Onkologie kommen in Frage

- Erhöhung der Teilnahme bzw. Akzeptanz von Präventionsmaßnahmen und Vorsorgeuntersuchungen,
- Verminderung des Auftretens von Tumoren durch verbesserte Präventionsmaßnahmen (z.B. Hautkrebs, Brustkrebs, Darmkrebs, Prostatakrebs u.a.),
- Verminderung der krebsassoziierten Sterblichkeit/Verlängerung des Überlebens bei Krebserkrankungen,
- Verbesserung der Lebensqualität bei unheilbaren Krebserkrankungen,
- Verminderung krebsassoziierter Komplikationen,
- Verminderung vollstationärer Behandlungstage/Pflegetage im Krankenhaus bzw. Hospiz,
- Verminderung von Doppeluntersuchungen/unnötigen Untersuchungen,

- Optimierung der Arzneimitteltherapie nach evidenzbasierten Kriterien (evidenzbasierte Leitlinien),
- Verminderung der Arzneimittel- und Heil- und Hilfsmittelkosten durch einen zentralen Einkauf.

Die Qualitätsindikatoren sollen Ergebnisse bzw. „Qualität" messbar machen und die Möglichkeit bieten unbefriedigende Werte zu verbessern. Darüber hinaus erlauben Qualitätsindikatoren ein Benchmarking.

Die Maßnahmen der Qualitätssicherung können in Form von Einzelfall- und Stichprobenprüfungen, bzw. Leistungs- und Qualitätsberichte der Vertragspartner erfolgen. Die Prüfungen bzw. Berichte können alle oder einzelne Indikatorengruppen umfassen oder spezifische Qualitätsindikatoren bei Vorliegen einer spezifischen Fragestellung und Fragen. Die Qualitätsberichte können für die einzelnen Vertragspartner, aber auch für die Versicherten erstellt werden.

Im Gegensatz zu anderen Teilbereichen der Medizin, v.a. in den chirurgischen Fächern, in denen die Ergebnisqualität relativ eindeutig zu messen ist, wie z.B. der Erfolg bzw. die Komplikationsrate nach einem Hüftgelenksersatz, ist die Ergebnisqualität bei Krebserkrankungen nur sehr aufwendig (z.B. im Rahmen von Studien) und nur bei kontinuierlicher Beobachtung und Dokumentation über Jahre zu erfassen. Auch der zu Beginn angesprochene rasche Wandel der medizinischen Standards und der heterogene Verlauf der Vielzahl von Krebserkrankungen machen die primär ergebnisbezogene Beurteilung der Qualität integrierter Versorgungskonzepte in der Onkologie problematisch.

Ohne die Ergebnisqualität außer Acht zu lassen, erscheint es daher sinnvoll, der **Strukturqualität** in der onkologischen Versorgung einen besonderen Raum als zentrales Qualitätsmerkmal einzuräumen. Die wesentlichen Fragen, die im Rahmen eines integrierten Versorgungskonzeptes von Tumorkranken eindeutig beantwortet werden müssen sind:

Wer macht was?

Eindeutige Verteilung der Kompetenzen (Beispiel):

- Hausärzte → Überweisung ins Zentrum v.a. Tumorerkrankung,

- Multidisziplinäres Tumorboard im Krankenhaus → Therapieentscheidung,
- Chirurgisches Zentrum im Krankenhaus → primäre Tumortherapie (Operation),
- Onkologisches Zentrum im Krankenhaus → Behandlung von Komplikationen, ggf. Chemotherapie,
- Radioonkologisches Zentrum im Krankenhaus/Vertragsarzt → Strahlentherapie,
- Onkologische Tagesklinik am Krankenhaus/Onkologische Praxis → Chemotherapie/Verlaufsdiagnostik/Nachsorge (= primärer Ansprechpartner) usw.

Wie sind die Behandlungspfade definiert?

- Leitlinien,
- SOP´s (Standard Operation Procedures) usw.

Wie ist die interne Qualitätssicherung und das interne Qualitätsmanagement definiert?

- Überprüfung der Behandlungspfade/Leitlinien und SOP´s,
- Pläne zur Aus- und Weiterbildung usw.

Ausblick

In Deutschland werden erhebliche Mittel in die Forschung und Behandlung von Krebserkrankungen investiert. Trotz eindeutiger Fortschritte in gewissen Bereichen bestehen nach wie vor Defizite. Auch internationale Vergleiche zeigen, dass die Behandlungserfolge bei zahlreichen Krebsformen nicht optimal sind. Professor Dr. O.D. Wiestler, der wissenschaftliche Vorstand des Deutschen Krebsforschungszentrums, hat auf dem 113. Internistenkongress im April 2007 Kernpunkte genannt, die einer Änderung bedürfen:

- In der Krebsmedizin ist dringend ein **Lotse** erforderlich, der als echter Experte für Krebserkrankungen den Patienten während des gesamten Krankheitsverlaufs begleitet.

- Die Onkologie muss sehr viel konsequenter im **interdisziplinären Verbund** organisiert werden. Im Ausland wurden sehr gute Erfahrungen mit sog. **Tumor-Boards** gemacht, in welchen ein Team von Experten Diagnose, Behandlungs- und Betreuungsvorschläge erarbeitet.
- Wie für zahlreiche andere Krankheitsbilder müssten dringend Standards für Diagnose und Behandlung formuliert werden. Trotz häufiger Mahnungen existieren für viele Krebserkrankungen nach wie vor keine verbindlichen **Leitlinien**.
- Der stationäre und der ambulante Sektor bedürfen dringend einer **besseren Koordination**. Dieses gilt auch für die Qualität von Behandlungsmaßnahmen, u.a. in der Chemotherapie.
- Die Zahl qualitätsgeprüfter onkologischer **Therapiestudien** muss signifikant steigen. Als fast einziger nicht-industrieller Förderer benötigt die Deutsche Krebshilfe dringend Verbündete.
- Im Bereich der Forschung **besteht** ein besonderer Bedarf für die Entwicklung gezielter neuer Therapien sowie für Ansätze zur Frühdiagnose und Prävention von Krebserkrankungen. Mit den bemerkenswerten Fortschritten der Krebsforschung in jüngerer Zeit zeichnen sich zunehmend innovative Ansätze ab. In der nächsten Phase wird es entscheidend darauf ankommen, vielversprechende Ergebnisse aus der Forschung rascher in eine mögliche klinische Anwendung zu überführen. Hier ist eine konzertierte Aktion von Forschung, Medizin und Wirtschaft erforderlich.

(Zitat aus der Presseerklärung des DKFZ)

Mit der Integrierten Versorgung nach § 140a SGB V wurden Rahmenbedingungen geschaffen, die es erlauben diese notwendigen Korrekturen kurzfristig in die Praxis umzusetzen. Von den konkreten Inhalten der Verträge wird es allerdings abhängen, ob sich die Versorgung von Krebspatienten dadurch nachhaltig verbessern lässt. Projekte, die in erster Linie unter finanziellen Aspekten, sei es mit dem Ziel einer kurzfristigen Kosteneinsparung oder einer Gewinnoptimierung entwickelt werden, können sicherlich nur sehr eingeschränkt zu einer medizinisch und gesundheitspolitisch sinnvollen Weiterentwicklung der Krankenversorgung beitragen.

Literatur

Deutsche Gesellschaft für Hämotologie und Onkologie (Hrsg). Onkologische Zentren. Eine Stellungnahme der DGHO zu den Anforderungen an eine kontinuierliche, umfassende, ambulante und stationäre Versorgung von onkologischen Patienten. In: Maßnahmen zum Erhalt einer Patientenversorgung auf dem neuesten Stand der Wissenschaft. Deutsche Gesellschaft für Hämatologie und Onkologie (DGHO) 15. Januar 2007

Berufsverband der Niedergelassenen Hämatologen und Onkologen in Deutschland e.V. (BNHO) (Hrsg). Qualitätsbericht der onkologischen Schwerpunktpraxen 2006.

Wiestler OD. Krebsforschung in Deutschland. Plenarvortrag 16. April 2007, 113. Internistenkongress 2007 (aus einer Presseerklärung des DKFZ)

Deutsche Krebsgesellschaft (Hrsg). Integrierte Versorgung in der Onkologie. Forum Sonderheft 02/2003

Sachverständigenrat zur Begutachtung der Entwicklung im Gesundheitswesen. Kooperation und Verantwortung, Voraussetzungen einer zielorientierten Gesundheitsversorgung. Gutachten des Sachverständigenrat zur Begutachtung der Entwicklung im Gesundheitswesen 2007

Riedel R, Schmidt J, Hefner H. Leitfaden zur Integrierten Versorgung aus der Praxis. Rheinische Fachhochschule Köln, Version 3.0 vom 22.03.2005

VdAk: Bessere Versorgung der Hodgkin-Lymphom-Patienten. Die Ersatzkassen: Erster bundesweiter Integrationsvertrag soll krebskranken Menschen helfen. Presseerklärung VdAk vom 22.09.2005

2 Atemwegserkrankungen Asthma bronchiale und COPD

Susanne Mirlach

Asthma bronchiale und COPD haben sich zu Volkskrankheiten von großer medizinischer und gesundheitsökonomischer Relevanz entwickelt. Nahezu jedes 10. deutsche Kind ist von Asthma bronchiale betroffen. Nach Prognosen der WHO wird die COPD im Jahr 2020 die dritthäufigste Todesursache weltweit sein. Neben Genetik, veränderten Lebensgewohnheiten und Umwelteinflüssen haben Faktoren wie Geschlecht, Alter, Komorbidität, sozioökonomischer Status, Bildung und Arbeitslosigkeit einen erheblichen Einfluss auf die Ausprägung, den Verlauf und den Therapieerfolg beider Krankheiten. Ein adäquates Herangehen an die vielschichtige Problematik muss mehrdimensional und differenziert als langfristige Aufgabe und nicht episodenhaft im Sinne einer kurzfristig angelegten Reparaturmedizin gesehen werden. In dem vorliegenden Buch finden sich zahlreiche Anregungen dafür, sowohl körperliche als auch seelische und soziale Aspekte in die Therapieplanung einzubeziehen.

Das öffentliche und professionelle Bewusstsein für die Häufigkeit und die Bedeutung beider Erkrankungen, ihre Behandelbarkeit und vor allem ihre Prävention muss geschärft werden.

2.1 Krankheitsdefinition

Klinisch abzugrenzen ist das Asthma bronchiale von der chronisch obstruktiven Atemwegserkrankung (COPD), welche die obstruktive Verlaufsform einer chronischen Bronchitis ohne/mit Lungenemphysem darstellt. Übergänge sind vor allem bei langjährigen Krankheitsverläufen fließend. Überschneidungen, aber auch Unterschiede der Therapiekonzepte sind zu beachten. Auf die Besonderheiten der COPD wird weiter unten eingegangen.

Tabelle 1: Differenzialdiagnose Asthma und COPD

Merkmal	Asthma	COPD
Alter bei Erstdiagnose	Meist Kindheit, Jugend	Ältere Menschen
Tabakrauch	Kein Kausalzusammenhang	Überwiegend Raucher
Atemnot in Ruhe	Anfallsartig	Bei Belastung, später
Allergie	Häufig	Selten
Obstruktion	Variabel, episodisch	Progredient
Reversibilität	Gut	Nie voll reversibel
Ansprechen auf Kortison	Gut	Gelegentlich

Asthma bronchiale ist eine Atemwegserkrankung mit bronchialer Hyperreagibilität und variabler und reversibler, d.h. anfallsartiger Atemwegsobstruktion, der eine chronische eosinophile Entzündung der Bronchialschleimhaut zugrunde liegt. Nach oft jahrelangem Verlauf kann die Reversibilität der Atemwegsobstruktion eingeschränkt sein. Das Asthma bronchiale ist eine der häufigsten chronischen Erkrankungen im Kindes- und Erwachsenenalter, das bei ca. zehn Prozent der kindlichen und fünf Prozent der erwachsenen Bevölkerung in Deutschland vorkommt. Die Zunahme der Asthma-Prävalenz in den letzten Jahrzehnten ist mit der weltweit steigenden Prävalenz allergischer Erkrankungen zu erklären, die einen wesentlichen Risikofaktor für das Auftreten eines Asthma bronchiale darstellt. Ein wichtiger Kofaktor bei der Entstehung des Asthma bronchiale ist Zigarettenrauchen und Exposition gegenüber Zigarettenrauch im Kindesalter.

Allergisches (extrinsisches) Asthma entsteht durch Allergenexposition, vor allem Pollen, Hausstaubmilben, Pilzsporen, Tierhaare etc., bei genetisch bedingter Bereitschaft (Atopie). Hinweis sind erhöhte IgE-Antikörper.

Nicht-allergisches (intrinsisches) Asthma entsteht ohne erkennbare oder nachweisbare allergische Diathese. Es ist häufig Infekt-getriggert und kombiniert mit Rhinopathie, Polyposis nasi und Sinusitis. Es findet sich häufig eine Unverträglichkeit von Acetylsalicylsäure (Aspirin).

Gemischtförmiges Asthma entwickelt sich meist aus einem ursprünglich allergischen Asthma im weiteren Krankeitsverlauf.

Die Diagnostik des Asthma bronchiale folgt einem Algorithmus: Anamnese, körperliche Untersuchung, Lungenfunktionsdiagnostik, ggf. allergologische Stufendiagnostik.

Tabelle 2: Schweregrade von Asthma bronchiale

Schwere-grade	Selbstempfinden	Lungenfunktion	Therapieprinzip
1	Keine Beeinträchtigung des täglichen Lebens, intermittierend, < 1 x/Woche	Im Intervall normal	β2-Sympathikomimetika (inhalativ-symptomorientiert)
2	Zeitweise Beeinträchtigung des täglichen Lebens geringgradig persistierend, > 1 x /Woche, < 1 x /Tag	Im Intervall Zeichen der obstruktiven Ventilationsstörung	Inhalierbare Steroide und β2-Sympathikomimetika (symptomorientiert oder Dauermedikation). Alternativ: DNCG, Nedocromil Bei zeitweiser Verschlechterung: Anticholinergika
3	Häufige oder längere Beeinträchtigung des täglichen Lebens, mittelgradig persistierend, täglich	Ständig Zeichen der obstruktiven Ventilationsstörung – reversible Lungenüberblähung	Inhalierbare Steroide und langwirksame β2-Sympathikomimetika (Dauermedikation) und Anticholinergika (bei Respondern) und Theophyllin
4	Dauernde und deutliche Beeinträchtigung des täglichen Lebens, schwergradig persistierend	Ständig Zeichen der obstruktiven Ventilationsstörung – häufig schon irreversible Lungenüberblähung	Inhalierbare Steroide und langwirksame β2-Sympathikomimetika (Dauermedikation) und Anticholinergika (bei Respondern) und Theophyllin und systemische Steroide, IgE-Antikörper

In der folgenden Tabelle sind die Schweregrade des Asthma bronchiale, die Symptome, die Befunde und die Therapieprinzipien knapp aufgeführt.

Die **COPD** ist eine chronische, obstruktive Lungenerkrankung mit progredienter, auch nach Gabe von Bronchodilatatoren und/oder Glukokortikoiden nicht vollständig reversible Atemwegsobstruktion auf dem Boden einer chronischen Bronchitis und/oder eines Lungenemphysems. Die Hauptsymptome sind chronischer Husten, Auswurf, Atemnot, anfangs nur unter Belastung, später auch in Ruhe. Nicht eingeschlossen in die Definition von COPD ist Asthma. Differenzialdiagnose der COPD:

- Asthma bronchiale,
- Bronchiektasie,
- Zystische Fibrose,
- Diffuse Lungengerüsterkrankungen mit Obstruktion,
- Bronchialwandinstabilität,
- Bronchiolitis obliterans, z.B. nach inhalativer Intoxikation,
- Extrathorakale Obstruktion (Trachea, Larynx).

Tabelle 3: Schweregrad 0–IV nach GOLD (Global Initiative for Obstructive Lung Disease)

Schweregrade	
0 (Risikogruppe)	Normale Lungenfunktion. Symptome: Husten, Auswurf.
I (leichtgradig)	FEV1 > 80 % vom Soll. Symptome + Atemnot bei stärkerer Belastung.
II (mittelgradig)	FEV1 > 50 %, < 80 % vom Soll. Chronische Symptome + Atemnot.
III (schwer)	FEV1 > 30 %, < 50 % vom Soll. Ständig symptomatisch, Atemnot bei geringer Belastung.
IV (sehr schwer)	FEV1 < 30 % vom Soll. Chronische respiratorische Insuffizienz. Sauerstoffpflichtig.

* (FEV1: Forciertes exspiratives Volumen in der ersten Sekunde des Ausatmens)

Die Schweregradeinteilung der COPD erfolgt anhand der nach akuter, inhalativer Bronchodilatation gemessenen FEV1*-Werte in Prozent vom Soll bei stabiler Erkrankung.

2.2 Vorgesehene Patienten

In Deutschland leiden etwa 5 % der Erwachsenen an **Asthma bronchiale**. Ziel der Integrierten Versorgung ist eine sektorübergreifende Vernetzung akut-stationärer, rehabilitativer und ambulanter Leistungen, die zu einer effektiven und effizienten Versorgung der Patienten führen soll. Eine an Leitlinien und individuellen, patientenorientierten Erfordernissen ausgerichtete diagnostische und therapeutische Versorgung soll zu einer Senkung von Morbidität und Mortalität, zur Vermeidung oder Verkürzung von vollstationären Krankenhausaufenthalten, Verminderung von Arbeitsunfähigkeitszeiten, Verbesserung der Lebensqualität, etc. beitragen. Durch Vermeidung von verzögerter oder Doppeldiagnostik, durch kürzere, effektivere Behandlungszeiten, durch den Ausbau ambulanter Leistungen und adäquate Nachsorge sollen Kosteneinsparungen erzielt werden. Durch strukturierte Behandlungsprogramme für Asthma bronchiale sollen Patienten angesprochen werden, die dem Schweregrad zwei bis vier des Krankheitsbildes zuzuordnen sind.

Die Einschätzung der Prävalenz der **COPD** liegt bei über 10 % in der Gesamtbevölkerung bei Personen ab dem 40. Lebensjahr. Zigarettenrauchen ist zwar nicht der einzige, jedoch der bedeutendste Risikofaktor für die Entwicklung einer COPD. Wegen der bedeutenden epidemiologischen, gesundheitspolitischen und sozioökonomischen Bedeutung der COPD sind verstärkte Anstrengungen zu unternehmen, das Management der Erkrankung zu optimieren und die Versorgungsqualität der betroffenen Patienten durch geeignete Maßnahmen sicher zu stellen. Zielgruppe sind Patienten mit Schweregrad I bis IV nach GOLD, die einer leitliniengerechten Diagnostik und Therapie zugeführt werden sollen. Bei Patienten mit Schweregrad 0 nach GOLD (Risikogruppe) sind die Vermeidung bzw. Elimination von Risikofaktoren als primäre Prävention in der Regel ausreichende Maßnahmen.

2.3 Strukturmerkmale

Um eine Optimierung der Diagnostik und Therapie der beschriebenen Patientengruppen zu erreichen und die Versorgungsqualität zu sichern, sind personelle, apparative, räumliche und weitere infrastrukturelle Voraussetzungen zu schaffen, bzw. durch geeignete Maßnahmen wie Integrierte Versorgung die bereits vorhandenen Kapazitäten sinnvoll einzusetzen und Synergieeffekte zu nutzen.

Auf folgende Strukturmerkmale ist der Fokus zu richten.

Ambulanter ärztlicher Bereich

Im ambulanten ärztlichen Bereich sind niedergelassener Facharzt/ärztin für Innere Medizin mit Zusatzbezeichnung Pneumologie, ggf. Facharzt/ärztin für Innere Medizin ohne Zusatzbezeichnung oder Facharzt/ärztin für Allgemeinmedizin mit besonderen Kenntnissen in der Pneumologie/Allergologie (Facharztstandard) zu nennen.

Ambulanter nicht-ärztlicher Bereich

In diesem Bereich sind medizinisches Fachpersonal, Physiotherapeuten/Atemtherapeuten, medizinisch geschultes Personal (Sportlehrer/Trainer), Selbsthilfegruppen, psychologische Betreuung und Telefonberatung/Telemedizin zu erwähnen.

Akut-stationärer Bereich

Im akut-stationären Bereich sind ausgewiesene Fachkliniken oder spezielle Fachabteilungen in Kliniken für Innere Medizin/Intensivmedizin zu anzuführen.

Rehabilitation

Hierzu gehören vor allem ambulante Einrichtungen oder dementsprechende Angebote und stationär fachbezogene Rehabilitations-Kliniken.

Allgemeine Voraussetzungen

- Sicherung eines 24-stündigen Bereitschaftsdienstes im ärztlichen Bereich,
- Sicherung von Transportwegen und Transportmitteln,
- Adäquate Infrastruktur und apparative Ausstattung, z.b. Labor, Lungenfunktionsdiagnostik, EKG, Röntgen, Blutgas-, Sauerstoffsättigungsmessungen, Allergiediagnostik etc.,
- Sicherstellung der medikamentösen und ggf. Sauerstoff- Versorgung und sonstiger Hilfsmittel ohne zeitliche Verzögerung.

2.4 Behandlungsinhalte und Leitlinien

Die Diagnostik sowie alle Untersuchungen, Kontrollen und Therapien orientieren sich an den aktuellen Leitlinien. In 2003 bzw. 2004 und 2006 wurden die Leitlinien der Global Initiative for Asthma (GINA) und der British Thoracic Society: British Guideline on the Management of Asthma aktualisiert und der Entwurf der deutschen Nationalen Versorgungs-Leitlinie Asthma vorgestellt. Des Weiteren liegt eine Nationale Versorgungsleitlinie COPD vor. Weitere Behandlungsleitlinien und Fachinformationen bieten die Deutsche Gesellschaft für Pneumologie, die Deutsche Atemswegsliga, die Arbeitsgruppe Patientenschulung der Deutschen Gesellschaft für Pneumologie und der Deutschen Atemwegsliga in der Deutschen Gesellschaft für Pneumologie an. Die Deutsche Atemwegsliga wendet sich nicht nur an alle Ärzte, die Patienten mit Atemwegserkrankungen versorgen, sondern auch an Betroffene. Ebenso bietet der Bundesverband der Pneumologen Information und Services für Mediziner und Patienten.

Als Therapieziele bei **Asthma bronchiale** sind zu nennen:

- Bestmögliche Asthma-Kontrolle durch Reduktion der Entzündung,
- Symptomfreiheit,

- Keine Exazerbation,
- Keine Notfallbehandlung,
- Kein Bedarf an zusätzlichen rasch wirksamen Beta-2-Mimetika zur Symptomlinderung,
- Keine psychische/physische Leistungseinschränkung,
  - normale Lungenfunktion,
  - keine Nebenwirkungen durch Medikamente.

Die Therapieziele decken sich weitgehend mit denen bei der COPD. Auch hier wird eine Krankheitskontrolle, eine Symptomarmut und Symptombeherrschung, ein effektives Selbstmanagement, die Verhinderung von Exazerbationen oder Notfallbehandlungen, die Vermeidung von Nebenwirkungen der Therapie und ein Erhalt der Leistungsfähigkeit angestrebt.

Therapieprinzipien im ambulanten Bereich

Für die Therapieprinzipien im ambulanten Bereich sind die nicht medikamentöse Therapie und die medikamentöse Stufentherapie entsprechend dem Schweregrad des Asthmas zu nennen.

Nicht medikamentöse Therapie

- Allergenkarenz bei allergischem Asthma bronchiale, ggf. Hyposensibilisierung,
- Strukturierte Raucherentwöhnung,
- Strukturierte Patientenschulung, ggf. mit psychologischem Support,
- Selbstmanagement (Peakflow-Messungen),
- Atemtherapie, Physiotherapie (unterschiedliche Evidenzgrade, deutlicher Forschungsbedarf),
- Asthmasport, regelmäßiges körperliches Training.

Feste Kombinationen inhalativer Kortikoide mit lang wirksamen β2-Sympathikomimetika sind heute Grundlage der Therapie für Asthma-Patienten, die mit inhalativen Kortikosteroiden allein nicht befriedigend einzustellen sind, d.h. Stufe (2), 3 und 4.

Tabelle 4: Medikamentöse Stufentherapie entsprechend dem Schweregrad des Asthmas

Stufe	Dauermedikation	Bedarfsmedikation
1	Keine	Kurz wirksame β2-Sympathikomimetika
2	Inhalative Glukokortikoide: niedrige Dosis Alternativ: DNCG, Nedocromil, ggf. Antileukotriene	Kurz wirksame β2-Sympathikomimetika
3	Inhalative Glukokortikoide: mittlere Dosis, lang wirkende β2-Adrenergika, Theophyllin, ggf. Antileukotriene	Kurz wirksame β2-Sympathikomimetika
4	Wie Stufe 3, jedoch inhalative Glukokortikoide: hohe Dosis **plus** orale Glukokortikoide, Anti-Ig-E-Antikörper (Omalizumab) bei allergischem Asthma	

Aktuell werden drei Therapiekonzepte mit derartigen Kombinationspräparaten vorgestellt, basierend auf der GOAL-Studie (The Gaining Optimal Control Study 2004), der AMD-Studie (Adjustable Maintenance Dosing 2003) und der sich daraus weiter entwickelten SIT-Studie (Single Inhaler Therapy 2004).

Das Behandlungsprinzip des Asthma bronchiale ist so wenig Medikation, wie zur bestmöglichen Asthmakontrolle nötig ist. Dies wird auf zwei verschiedenen Wegen erreicht:

1. „Step down"-Prinzip: Die Initialtherapie höher als dem aktuellen Schweregrad entsprechend ansetzen, um möglichst rasch eine Besserung zu erreichen, dann schrittweise reduzieren.

2. „Step up"-Prinzip: Die Initialtherapie orientiert sich am aktuellen Schweregrad und wird sukzessive gesteigert bis zur bestmöglichen Symptomkontrolle.

Falls nach einer vierwöchigen Therapie keine Besserung erreicht wurde, müssen Behandlungskonzept, Therapietreue, Inhalationstechnik und Diagnose überprüft werden.

Jeder Patient sollte einen schriftlichen Therapieplan erhalten mit genauen Angaben zu Medikamenten, Dosis und Frequenz sowie einem Notfallplan für Verschlechterung, bzw. Exazerbation.

Als Therapieziel bei **COPD** ist zu nennen:

Ziel der Behandlung ist die Stabilisierung der chronischen Erkrankung, die Verhütung einer Verschlimmerung oder Exazerbation und die Linderung von Beschwerden. In der Prävention ist der Verzicht auf Tabakrauchen vorrangig. Die nicht-medikamentösen Maßnahmen entsprechen weitgehend denen bei Asthma bronchiale. Besonders wird neben der Nikotinkarenz auf die Wichtigkeit eines regelmäßigen körperlichen Trainings hingewiesen. Ergänzend sind anzuführen Ernährungsberatung und ausreichende Kalorienzufuhr zur Gewichtsnormalisierung bei pulmonaler Kachexie, bei entsprechender Indikation Sauerstofflangzeittherapie, intermittierende Heimbeatmung und operative Verfahren wie Bullektomie, Lungenvolumenreduktion und Lungentransplantation.

Die medikamentöse Langzeittherapie (Stufentherapie) orientiert sich am Schweregrad der stabilen COPD.

Stufe 0:   Raucherentwöhnung, keine Medikamente.

Stufe I: Beta-2-Mimetika und/oder Anticholinergika bei Bedarf. Nikotinkarenz.

Stufe II: Beta-2-Mimetika und/oder Anticholinergika regelmäßig ggf. kombiniert. Evtl. zusätzlich Theophyllin.

Stufe III: Wie Stufe II, zusätzlich bei wiederholten Exazerbationen inhalative Steroide, zeitlich befristet, wenn ein Therapieeffekt erzielt werden kann.

Stufe IV: Wie Stufe III, zusätzlich ergänzende Maßnahmen wie Sauerstofflangzeittherapie.

Bei drohender oder eingetretener Exazerbation erfolgt eine Therapieeskalation. Eine stationäre Krankenhausbehandlung ist häufig nicht zu umgehen.

Stationäre Maßnahmen

Eine **akut-stationäre Behandlung** in einer Fachklinik bzw. Fachabteilung einer internistischen Klinik ist im Falle einer (drohenden) akuten Exazerbation indiziert oder wenn ambulante Maßnahmen ausgeschöpft, bzw. nicht ausreichend sind. Weitere Indikationen für eine akut-stationäre Behandlung bestehen bei asthmakranken Schwangeren, auch bei Verdacht auf eine Gefährdung des Feten, bei (schweren) pulmonalen Infekten, gravierenden Komorbiditäten und Abfall des PEF (peak flow) unter 33 % des persönlichen Bestwertes.

Stationäre Rehabilitationsmaßnahmen sind sinnvoll bei Patienten mit mittelschweren bis schweren bzw. fortgeschritteneren Krankheitsverläufen. Dabei kommen neben der ärztlichen und medikamentösen Behandlung im Rahmen eines mehrdimensionalen Therapiekonzeptes gleichwertig nicht-medikamentöse Verfahren zum Einsatz, die auch im ambulanten Bereich ihren unverzichtbaren Stellenwert haben und die oben aufgeführt wurden. Die Indikation zur Rehabilitationsbehandlung liegt vor, wenn trotz adäquater ambulanter ärztlicher Betreuung beeinträchtigende Krankheitsfolgen drohen, bestehen oder fortdauern, die den Patienten in seinem privaten und/oder beruflichen Leben behindern bzw. die Berufs- und Erwerbsfähigkeit gefährden.

Die Entscheidung und Wahl zwischen einer optimierten ambulanten Langzeitbehandlung mit rehabilitativen Therapieelementen und einer stationären Rehabilitation ist als gestufte Therapieoption zu sehen. Nicht für alle Asthma- oder COPD-Patienten, bei denen zwar ein zwingender Bedarf an rehabilitativen Therapien besteht, sind umfassende und stationäre Rehabilitationsmaßnahmen erforderlich. Bei ausreichend mitarbeitsmotivierten und mitarbeitsfähigen Patienten mit leicht bis mittelgradigen Krankheitsstadien ohne relevante psychosoziale Problem- und Konfliktsituationen, bei denen wohnortnah ein entsprechendes Angebot existiert, wäre eine stationäre Rehabilitationsmaßnahme eine Überversorgung.

Das Problem liegt derzeit darin, dass im Bereich der Pneumologie eine flächendeckende Versorgung mit ambulanten rehabilitativen Strukturen bisher nicht ausreichend zur Verfügung steht. Eine flächendeckende und kosteneffiziente Versorgung mit den erforderlichen medizinischen, ärztlichen/nicht-ärztlichen und nicht-medikamentösen Therapieverfahren sollte über die Integrierte Versorgung und Vernetzung ermöglicht werden.

2.5 Externe und interne Qualitätssicherung

Die bereits vorliegenden Eckpunktepapiere enthalten die wesentlichen Instrumente der internen und externen Qualitätssicherungsmaßnahmen. Die Leistungserbringer verpflichten sich im Rahmen der Integrierten Versorgung, eine optimierte ambulante Versorgung mit einer leitliniengerechten frühen Diagnostik, Stadieneinteilung und Behandlung entsprechend der Stadieneinteilung durchzuführen. Die Integrierte Versorgung soll eine sektorenübergreifende evidenzbasierte Präventions- und Behandlungsstrategie darstellen.

Die Einbeziehung des Patienten, die Förderung und Forderung des Selbstmanagements durch nicht-medikamentöse Behandlungskonzepte wie strukturierte Raucherentwöhnung, strukturierte Patientenschulung und selbstständige regelmäßige Kontrollen durch Selbstmessungen (peak flow-Protokolle) sind ein grundlegend wichtiger Therapiebestandteil. Patientenfragebögen zum Krankheitsverlauf, zur Therapietreue und -zufriedenheit und zur Lebensqualität sind ein wichtiges Element der Qualitätssicherung.

Untersuchungen zeigen, dass weltweit die Asthmakontrolle bei vielen Patienten suboptimal ist trotz der Verfügbarkeit effektiver Medikamente, und dass das Langzeitmanagement des Asthma bronchiale die Therapieziele beispielsweise der GINA-Leitlinien bislang nicht erreicht. Dies ist umso bedenkenswerter, als ein eindeutiger Zusammenhang zwischen leitlinienkonformer Behandlung und Lebensqualität der Patienten nachgewiesen ist.

Asthma bronchiale (Erwachsene) und COPD

Externe Qualitätssicherung ist gemäß § 135a SGB V für alle Vertragsärzte und zugelassene Krankenhäuser eine gesetzliche Verpflichtung. Die hierfür erforderlichen und geeigneten Maßnahmen sind vielfältig und zahlreich. Sie sollten im Konsens mit den Vertragsparteien, den Spitzenverbänden der Leistungserbringer und der Kostenträger, d.h. Ärztekammern, Kassenärztliche Vereinigungen, Krankenhausgesellschaften und Krankenkassen, etabliert werden. Dabei sollte auf eine pragmatische Umsetzbarkeit im Hinblick auf die Ziele und auf eine Vermeidung bürokratischer Hürden geachtet werden.

Als Ziele seien genannt:

- Transparenz und Qualitätsförderung einer ergebnisorientierten, optimierten Patientenversorgung,
- Instrumente zur Verbesserung der Patientenversorgung, zur Minimierung der Behandlungsrisiken, damit zur Erhöhung der Wirtschaftlichkeit,
- Strukturierte Fort- und Weiterbildung des ärztlichen und nicht-ärztlichen Personals.

Struktur-, Prozess- und Ergebnisqualität

Merkmale und Inhalte der Struktur- und Prozessqualität sind mittels Fragebogen zu erfassen und objektivierbar:

- Personelle Voraussetzungen,
- Räumliche und apparative Ausstattung,
- Allgemeine Voraussetzungen (siehe oben 2.2.3 Strukturmerkmale),
- Leitliniengerechte Diagnostik und Behandlung,
- Strukturierte Fort- und Weiterbildung des ärztlichen und nicht-ärztlichen Personals,
- Teilnahme an Qualitätszirkeln mit Protokoll,
- Praxisorientiertes Dokumentationssystem,
- Bestehendes Qualitätsmanagement,
- Ggf. Zertifizierung.

Die Prüfung der Ergebnisqualität ist schwieriger, weil weniger leicht objektivierbar und beeinflusst von subjektiver Wahrnehmung und individuellen Krankheitsverläufen.

Eingesetzt werden Patientenfragebögen mit Angaben zum Krankheitsverlauf, Schulungsnachweis, Nikotinkarenz, Selbstmanagement, Therapietreue und -zufriedenheit, und Lebensqualität. Weitere Kriterien können sein AU-Zeiten, Krankenhausaufenthalte in definierten Zeiträumen (z.B. pro Jahr), Eintritt von Pflegebedürftigkeit. Die Auswertung des Medikamentenverbrauchs ist problematisch, weil dieser vom individuellen Krankheitsverlauf abhängt und nicht auf eine möglicherweise insuffiziente Behandlung und Versorgung rückschließen lässt.

Vorschläge zur Durchführung

Struktur- und Prozessqualität

Alle Vertragspartner verpflichten sich zur Teilnahme an internen und externen Qualitätssicherungsmaßnahmen. Mittels Checklisten werden die strukturellen Voraussetzungen und prozesshafte Abläufe sowie interne Qualitätssicherungsmaßnahmen geprüft und Verbesserungspotenziale aufgezeigt. Anhand dieser Daten wird ein (jährlicher) Qualitätsprüfbericht erstellt. In diesem Fall ist der Sozialdatenschutz zu beachten.

Ergebnisqualität

Für Einzelfall- bzw. Stichprobenprüfungen wählt die Krankenkasse nach dem Zufallsprinzip monatlich oder quartalsweise eine bestimmte Anzahl von Versicherten, die an der Integrierten Versorgung teilnehmen, nach den Behandlungs- bzw. Hauptdiagnosen aus. Die Auswahl bezieht sich auf die ICD-10-Schlüsselnummern J45.-, J46, J44.-, J43.- . Geprüft wird die Ergebnisqualität mittels Fragebogen. Die Auswertung erfolgt durch den MDK Bayern, sofern keine gesetzlichen oder vertragsrechtlichen Hindernisse bestehen.

Fazit

Nach Schätzungen leiden 10 bis 15 % der erwachsenen Bevölkerung in Deutschland an einer COPD. Die Häufigkeit ist etwa doppelt so hoch wie die des Asthma bronchiale. Prognostiziert wird eine weitere Zunahme der Erkrankungshäufigkeit in den nächsten Jahren, sodass zurecht von einer Volkskrankheit gesprochen werden kann.

Wegen der erheblichen gesundheitlichen Auswirkungen für den Einzelnen und der enormen sozio-ökonomischen Bedeutung allgemein sind alle Anstrengungen und Bemühungen um eine erfolgreiche Krankheits-Prävention (primär, sekundär) und eine Optimierung der Behandlung bei bestehender COPD und bei Asthma bronchiale gerechtfertigt. Da es sich um ein multimodales, interdisziplinäres Therapie-Modell handelt, für das anerkannte Therapie-Leitlinien zur Verfügung stehen, ist die Einbindung und Vernetzung in Integrierte Versorgungsstrukturen ein geeigneter Weg, für die betroffen Patienten ein effektives Krankheits- und Langzeitmanagement zu erzielen, den Krankheitsprogress zu verlangsamen, akute Exazerbationen zu vermeiden und insgesamt die Lebensqualität zu verbessern.

Quellenangaben und Literatur

Buhl R. Asthma bronchiale. Pneumo update 2004.1. Pneumologie-Seminar, Wiesbaden, 19. und 20.11.2004

Deutsche Atemwegsliga e.V. (Hrsg). Leitlinien zur Diagnostik und Therapie der COPD. Georg Thieme Verlag, Stuttgart 2002

Deutsche Atemwegsliga e.V., Deutsche Gesellschaft für Pneumologie (Hrsg). Leitlinien zur Diagnostik und Therapie von Asthma. Georg Thieme Verlag, Stuttgart 2005

Nationale Versorgungsleitlinien: Asthma – Kurzfassung. Version 1.3, Februar 2006

Nationale Versorgungsleitlinien: COPD – Kurzfassung. Version 1.1, Februar 2006

3   Koronare Herzkrankheit (KHK)

MICHAEL SCHMITZ

Die koronare Herzkrankheit stellt derzeit die häufigste Krankheits- und Todesursache in Deutschland dar. Etwa 142.000 Patienten, das entspricht 17,2 % der Gesamtmortalität, verstarben 2005 in Deutschland an chronisch ischämischer Herzkrankheit bzw. akutem Herzinfarkt.[1]

3.1   Krankheitsdefinition

Die Koronare Herzkrankheit (KHK) ist eine Durchblutungsstörung des Herzmuskels aufgrund verengter Herzkranzgefäße. Wenn der Herzmuskel nicht mehr ausreichend mit Sauerstoff versorgt wird, entstehen Schmerzen in der Brust (Angina pectoris). Vor allem bei erhöhtem Sauerstoffbedarf des Herzens durch körperliche Belastungen kommt es zu den Beschwerden. In manchen KHK-Fällen können die Schmerzen auch nur gering sein oder ganz ausbleiben.

Die typischen Angina pectoris-Schmerzen sind meist nur von kurzer Dauer. Sie enden innerhalb weniger Minuten in Ruhe oder nach Einnahme bestimmter Notfall-Medikamente. Bessern sich die Schmerzen nicht, kann dies auf einen Herzinfarkt hindeuten.

Die Koronare Herzkrankheit kann in den meisten Fällen anhand der typischen Beschwerden erkannt werden. Die endgültige Diagnose wird in der Regel durch eine Herzkatheter-Untersuchung gestellt.

---

[1] Vgl. Statistisches Bundesamt: http://www.destatis.de/jetspeed/portal/cms/Sites/destatis/Internet/DE/Content/ Statistiken/Gesundheit/Todesursachen/Tabellen/Content75/SterbefaelleInsgesamt,templateId=renderPrint.psml

Die Ursache einer KHK ist fast immer eine Arteriosklerose (Verkalkung) der Herzkranzgefäße. Zu den Risikofaktoren, welche die Krankheit begünstigen, gehören erhöhte Blutfette, Stress, Rauchen, Bewegungsmangel, Diabetes mellitus, Übergewicht und Bluthochdruck.

Die rechtzeitige Behandlung oder Ausschaltung dieser Risikofaktoren ist sinnvoll, um bereits der Entstehung der Erkrankung vorzubeugen. Bei schon vorhandener KHK soll durch die Behandlung der Risikofaktoren eine weitere Verschlechterung verhindert werden. Medikamente dienen der Linderung von Beschwerden. Die Arteriosklerose kann damit in der Regel nicht rückgängig gemacht werden. Deshalb handelt es sich bei der KHK um eine chronische Erkrankung. Allerdings können heutzutage Verengungen der Herzkranzgefäße in vielen Fällen im Rahmen einer Herzkatheteruntersuchung aufgedehnt werden. In anderen Fällen kann eine so genannte Bypassoperation notwendig sein, bei der die Engstellen der Herzkranzgefäße durch ein Gefäßtransplantat überbrückt werden.

Zu den möglichen Folgen einer Koronaren Herzerkrankung gehören neben dem Herzinfarkt die Herzinsuffizienz, Herzrhythmusstörungen und der plötzliche Herztod.

3.2 Vorgesehene Patienten

Für die Teilnahme an einem integrierten Versorgungsmodell kommen prinzipiell alle Patienten mit einer bekannten KHK in Frage. Darüber hinaus können sinnvollerweise auch Patienten eingeschlossen werden, bei denen sich aus der Anamnese, den vorhandenen Risikofaktoren, der Symptomatik, aus klinischen Befunden und dem Belastungs-EKG der Verdacht auf das Vorliegen einer Koronaren Herzkrankheit ergibt. Grundvoraussetzung ist in jedem Fall das Einverständnis der Betroffenen.

3.3 Strukturmerkmale

Es gibt nach § 140a keine konkreten Vorgaben zum Inhalt einer Integrierten Versorgung. Für den Inhalt der Verträge besteht weitgehend Gestaltungsfreiheit.

Mögliche Strukturmerkmale eines Vertrages zur Integrierten Versorgung können sein:[2]

* Die Gesellschaftsform
  Grundsätzlich stehen sämtliche Rechts- und Gesellschaftsformen zur Verfügung,
* Zielsetzungen
  Enthält der Vertrag benannte Ziele,
* Einbezogener Patientenkreis,
* Art und Anzahl der integrierten Bereiche:
  - Ambulante ärztliche Versorgung,
  - Stationäre Versorgung,
  - Apotheke,
  - Rehabilitation,
  - Physiotherapie,
  - Häusliche Krankenpflege,
  - Rettungs-/Transportdienste,
  - Selbsthilfegruppen,
* Beteiligung eines oder mehrerer Kostenträger,
* Welche Leistungen werden angeboten,
* Vergütungssystem
  - Pauschal-, Einzelleistung oder komplette Budgetverantwortung,
  - Rechnen alle Beteiligten einzeln ab oder wird eine „Gesamtrechnung" gegenüber dem Kostenträger erstellt,

---

[2] Vgl. hierzu auch Frantz E. Kriterienkatalog für die Integrierte Versorgung in der Kardiologie. Clin Res Cardiol 2006; 95 (Suppl.2): 43-53

- Enthält der Vertrag eine Gewährleistung durch die Leistungserbringer,
- Sind die Entscheidungsstrukturen klar geregelt,
- Existiert ein Unternehmensplan? (Investitions-, Ertrags-, Liquiditätsplanung),
- Gibt es Konzepte für Controlling und Marketing.

3.4 Behandlungspfade und Leitlinien

Zum Themenkomplex KHK existiert bereits eine Vielzahl von Leitlinien. Die von verschiedenen Organisationen veröffentlichten Leitlinien unterscheiden sich teilweise deutlich in ihrer Zielsetzung, Entwicklungsmethode und Qualität. Nur wenige deutsche Leitlinien sind evidenzbasiert und nach einem festgelegten Verfahren konsentiert.

Im Verzeichnis der Arbeitsgemeinschaft der Wissenschaftlichen Medizinischen Fachgesellschaften (AWMF)[3] finden sich zur KHK lediglich Leitlinien der Entwicklungsstufe 1[4], die nicht weiterentwickelt oder aktualisiert wurden:

- Diagnose und Behandlung der chronischen koronaren Herzerkrankung,
- Diagnostik und Therapie des akuten Herzinfarktes in der Prähospitalphase,
- Interventionelle Koronartherapie,
- Empfehlungen zur umfassenden Risikoverringerung für Patienten mit koronarer Herzerkrankung.

Die Deutsche Gesellschaft für Kardiologie hat im Internet[5] eine Reihe von Dokumenten veröffentlicht, die verschiedene Aspekte der Diagnostik, Therapie und Prävention der KHK betreffen.

- Empfehlungen zur Diagnostik und Behandlung von Patienten mit koronarer Herzkrankheit und Niereninsuffizienz (2006),

---

[3] Vgl. http://leitlinien.net/

[4] Leitlinien der Entwicklungsstufe 1 sind von einer repräsentativ zusammengesetzten Expertengruppe erstellte und von der Fachgesellschaft verabschiedete Handlungsempfehlungen.

[5] Vgl. http://leitlinien.dgk.org

51

- Akutes Herzinfarktrisiko bei mangelnder Clopidogrelgabe nach koronarer Stentimplantation (2006),
- Arbeitsanweisung im Herzkatheterlabor (2006),
- Positionspapier zur prähospitalen Versorgung von Patienten mit akutem ST-Streckenhebungsinfarkt (2004),
- Positionspapier zur Qualitätssicherung in der invasiven Kardiologie: Sind Mindestmengen bei perkutaner Koronarangioplastie evidenzbasiert? (2004),
- Positionspapier zum Einsatz von Medikamente-freisetzenden Stents bei Patienten mit koronarer Herzerkrankung (2004),
- Akutes Koronarsyndrom (2004),
- Leitlinie zur Diagnose und Behandlung der chronischen koronaren Herzerkrankung (2003),
- Positionsbericht nuklearkardiologische Diagnostik (Update 2002),
- Positionspapier zur intrakoronaren Brachytherapie (2001),
- Leitlinien zur Einrichtung und zum Betreiben von Herzkatheterräumen (1. Neufassung) (2001),
- Empfehlungen zur umfassenden Risikoverringerung für Patienten mit koronarer Herzerkrankung, Gefäßerkrankungen und Diabetes (2001),
- Leitlinien zur Diagnostik und Therapie des akuten Herzinfarkts in der Prähospitalphase (2000),
- Leitlinie Koronare Herzkrankheit/Angina pectoris (1998),
- Richtlinien der interventionellen Koronartherapie (1997).

Vielfach wird auch Bezug auf internationale Leitlinien genommen. Zu nennen sind hier vor allem die Leitlinien der europäischen Gesellschaft für Kardiologie (ESC), der American Heart Association (AHA) und des American College of Cardiology (ACC).

In Deutschland gibt es seit 2002 ein Programm für Nationale Versorgungsleitlinien (NVL-Programm) in Trägerschaft von Bundesärztekammer (BÄK), Kassenärztlicher Bundesvereinigung (KBV) und AWMF.

Die Leitlinien werden nach standardisierten Verfahren auf der Grundlage international anerkannter Qualitätskriterien für Leitlinien entwickelt.

Die Nationalen Versorgungsleitlinien richten sich explizit an die Herausgeber von „Strukturierten Behandlungsprogrammen".

Im Juni 2006 wurde eine Nationale Versorgungsleitlinie zur chronischen KHK verabschiedet. Neben den oben genannten Trägern des NVL-Programms waren daran folgende Organisationen beteiligt:

- Arzneimittelkommission der deutschen Ärzteschaft (AkdÄ),
- Deutsche Gesellschaft für Allgemeinmedizin und Familienmedizin e.V. (DEGAM),
- Deutsche Gesellschaft für Innere Medizin e.V. (DGIM),
- Deutsche Gesellschaft für Kardiologie – Herz- und Kreislaufforschung (DGK)
- Deutsche Gesellschaft für Prävention und Rehabilitation von Herz- und Kreislauferkrankungen (DGPR),
- Deutsche Gesellschaft für Thorax-, Herz- und Gefäßchirurgie (DGTHG).

Aufgrund ihrer Konzeption ist die Nationale Versorgungsleitlinie Chronische KHK als Grundlage für ein integriertes Versorgungsprogramm am besten geeignet.

Behandlungspfade sind weitaus heterogener. Ein Behandlungspfad beschreibt die standardisierte Behandlung eines Patienten in einer definierten Situation. Die konkrete Ausgestaltung ist von den individuellen Gegebenheiten der behandelnden Institution abhängig.

Behandlungspfade sollten vorhanden und auf der Grundlage der anerkannten Leitlinien erstellt worden sein.

3.5 Externe und Interne Qualitätssicherung

Ein etablierter theoretischer Ansatz im Qualitätsmanagement ist die Einteilung in die drei Qualitätsdimensionen Strukturqualität, Prozessqualität und Ergebnisqualität[6].

---

[6] Vgl. Donabedian A. Evaluating the Quality of Medical Care. Milbank Mem Fund Quart 1966; 44: 166-206

Die Strukturqualität umfasst die zur Verfügung stehenden personellen, materiellen und finanziellen Ressourcen (z.B. Zahl und Qualifikation der Mitarbeiter, Geräte, Gebäude etc.)

Die Prozessqualität betrifft die Gesamtheit der Aktivitäten eines Behandlungsprozesses.

Die Ergebnisqualität soll den Grad messen, in dem ein Produkt oder eine Dienstleistung vorgegebene Anforderungen erfüllt. Diese Qualitätsdimensionen können allerdings nicht getrennt voneinander betrachtet werden. Die vorhandenen Ressourcen und Strukturen beeinflussen die Prozesse und beide beeinflussen das Ergebnis.

Der § 140 b SGB V beinhaltet die Verpflichtung zu einer qualitätsgesicherten, wirksamen, ausreichenden, zweckmäßigen und wirtschaftlichen Versorgung. Als Grundlage gilt der allgemein anerkannte Stand der medizinischen Erkenntnisse und des medizinischen Fortschritts. Somit bestehen die gesetzlichen Vorgaben zur Qualitätssicherung auch für die Integrierte Versorgung lediglich aus sehr allgemein gehaltenen Formulierungen.

Integrierte Versorgung beinhaltet die Beteiligung unterschiedlicher Leistungserbringer. Eine handhabbare und sinnvolle Qualitätssicherung muss die Daten der einzelnen Beteiligten zusammenführen. Der Vertrag sollte genaue Festlegungen enthalten, wer für die übergreifende Qualitätssicherung verantwortlich ist. Für eine unabhängige Darstellung der Versorgungsqualität ist die Beauftragung eines externen Datentreuhänders zu erwägen.

Bedeutsam ist darüber hinaus, dass die konkrete Ausgestaltung der Qualitätssicherungsmaßnahmen verbindlich festgelegt wird. Durch eine entsprechende Vertragsgestaltung besteht die Möglichkeit, Art und Umfang der Maßnahmen zu regeln und auch die jeweilige konkrete Ausgestaltung durch die verschiedenen Teilnehmer zu vereinheitlichen.

Die Daten und die Dokumentation müssen für alle an der Integrierten Versorgung Beteiligten zugänglich sein.

Nach § 135 a SGB V sind die zugelassenen Leistungserbringer ohnehin zur Teilnahme an externen Qualitätssicherungs-Maßnahmen und zur Einführung eines internen Qualitätsmanagements verpflichtet. Die dadurch bereits vorhandenen Ressourcen sollten selbstverständlich eingebunden und aufeinander abgestimmt werden, um unnötige Doppelarbeit zu vermeiden.

Traditionell zielt die externe Qualitätssicherung auf den Vergleich verschiedener Einrichtungen. Dies ist aufgrund der Heterogenität der Strukturen und der Vertragsgestaltung in der Integrierten Versorgung schwierig. Um eine Vergleichbarkeit verschiedener Verträge der Integrierten Versorgung zu ermöglichen, müssen die vorgegebenen Ziele für Strukturen, Prozesse und Ergebnisse gleich sein.

Bei der Verwendung oder Einführung neuer Technologien sollten die Daten für Studienzwecke verwendet werden können. Im Bereich KHK sei hier nur exemplarisch auf die kontroverse Diskussion bezüglich des Einsatzes medikamentenfreisetzender Stents verwiesen.

Darüber hinaus sollten Qualitätsdaten in anonymisierter Form für wissenschaftliche Begleitforschung zur Verfügung gestellt werden.

Durch die sektorübergreifende Versorgung und die Möglichkeit auch langfristige Krankheitsverläufe zu beobachten eröffnen sich interessante Perspektiven, insbesondere im Bereich der Versorgungsforschung.

In den letzten Jahren spielen Themen wie Patientensicherheit, Vermeidung von Fehlern und Umgang mit Fehlern eine zunehmende Rolle in der Qualitätsdiskussion. Bei der Planung einer Integrierten Versorgung sollte auf die Einrichtung eines Fehlermanagementsystems geachtet werden.

Die folgenden Ausführungen erheben keinen Anspruch auf Vollständigkeit und können lediglich Denkanstöße liefern. Notwendig ist in jedem Fall eine Anpassung an die jeweiligen konkreten Gegebenheiten des individuellen Projekts.

Strukturqualität

Im Bereich Strukturqualität werden für alle beteiligten Vertragspartner Mindestvorgaben an die personelle und apparative Ausstattung festgelegt. Auch

die Struktur der Vernetzung und die Kommunikationswege sollten nicht außer Acht gelassen werden. Zur Vermeidung von Schnittstellenproblemen sind
einheitliche EDV-Systeme sinnvoll. Ebenso wichtig ist eine einheitliche Gestal-
tung der Dokumentationssysteme. Die Daten sollten für alle Beteiligten jederzeit zugänglich sein, um beispielsweise Doppeluntersuchungen zu vermeiden
und Wartezeiten zu reduzieren.

Ein weiterer Aspekt ist die Ausgestaltung des Berichts- und Rechnungswesens.
Auch hier sollten verbindliche Vorgaben festgelegt werden, um valide Daten
ermitteln zu können. Für neue Leistungsinhalte muss ein Verfahren festgelegt
werden, wie sie in bereits bestehende Strukturen implementiert werden sollen.
Bei den beteiligten Leistungserbringern sollten die erforderlichen Strukturen
zur Erfüllung der gesetzlichen Verpflichtungen bezüglich Medizinprodukten,
Hygiene, Strahlenschutz, Arbeitsschutz und des Transfusionsgesetzes vorhanden sein.

Im Disease-Management-Programm KHK[7] wurden bereits Vorgaben zur Strukturqualität für den hausärztlichen und fachärztlichen Bereich festgelegt.
Eine Orientierung an diesen Kriterien ist sinnvoll. Neben den personellen und
fachlichen Voraussetzungen sind hier strukturelle Anforderungen an die Durchführung diagnostischer Maßnahmen wie EKG, Belastungs-EKG, Laborunter-
suchungen und Echokardiografie formuliert. Dabei wird auf vorhandene Leitlinien der Fachgesellschaften, beispielsweise zur Ergometrie und Echokardiografie, Bezug genommen.

Für die Durchführung von Linksherzkathetern und therapeutische Interventionen gelten die „Voraussetzungen gemäß § 135 Abs. 2 SGB V zur Ausführung
und Abrechnung invasiver kardiologischer Leistungen" (Vereinbarung zur invasiven Kardiologie) der Kassenärztlichen Bundesvereinigung.[8]

---

[7] Vgl. Vertrag zur Durchführung des strukturierten Behandlungsprogramms (DMP) nach § 137 f SGB V Koronare
Herzkrankheit (KHK) zwischen der Kassenärztlichen Vereinigung Bayerns, KVB und den Kassenverbänden (http:/
/www.kvb.de/servlet/PB/show/1109292/RQ-DMP-KHK-Vertrag-Arbeitsversion-Stand-2007-01-15.pdf) mit seinen Anlagen (http://www.kvb.de/servlet/PB/show/1109293/RQ-DMP-KHK-Anlagen-Stand-2007-01-15.pdf)

[8] Vgl. http://www.kbv.de/qs/Invasive_Kardiologie.html

Strukturvorgaben für die Einrichtung und das Betreiben von Herzkatheter-Räumen lassen sich der bereits oben erwähnten Leitlinie der Deutschen Gesellschaft für Kardiologie[9] entnehmen.

Die beteiligten Akutkliniken sollten eine hauptamtliche Abteilung für Kardiologie haben, in der die fachärztliche Versorgung ebenso wie die Möglichkeit zur Durchführung von Herzkatheteruntersuchungen und therapeutischen Interventionen rund um die Uhr gewährleistet ist.

Die Rehabilitationseinrichtungen sollten ein spezielles Konzept für das Indikationsgebiet KHK vorweisen.

Die Spitzenverbände der Krankenkassen haben ein Verfahren zur externen Qualitätssicherung in der stationären medizinischen Rehabilitation, das QS-Reha®-Verfahren, entwickelt.[10] Dort wurde ein Kriterienkatalog für die Strukturqualität in stationären Rehabilitationseinrichtungen erstellt.[11] In diesem Katalog werden Anforderungen an die Qualifikation der Mitarbeiterinnen und Mitarbeiter, die räumliche und medizinisch/technische Ausstattung festgelegt. Weitere Kriterien betreffen das Angebot an therapeutischen Maßnahmen, Schulungen und Programmen zu Ernährung, Bewegung/Sport und Raucherentwöhnung.

Prozessqualität

Ziel eines Behandlungsprozesses im Allgemeinen ist es, durch die Behandlung einen für den Patienten gewünschten Gesundheitszustand zu erreichen. Der Behandlungsprozess beinhaltet alle ärztlichen und nicht-ärztlichen Handlungen, die zur Diagnose und Therapie von Krankheiten erforderlich sind. Um Aussagen über die Prozessqualität treffen zu können, müssen die vorhandenen Prozesse klar definiert sein und strukturierte Prozessbeschreibungen vorliegen.

---

[9] Vgl. http://leitlinien.dgk.org

[10] Vgl. http://www.qs-reha.de/index.php

[11] Vgl. http://www.qs-reha.de/downloads/seb_krit_soma_rvgkv_maerz04_ hompepage.pdf

Wichtig ist, dass verantwortliche Personen benannt sind, die für die Prozesse und die Qualitätssicherung zuständig sind. Bedeutsam ist dies vor allem, da die Prozesse im Rahmen der Integrierten Versorgung vielfach sektorübergreifend sein müssen.

Die Bewertung der Qualität ist abhängig von den individuell definierten Prozessen, so dass hier nur auf einige Aspekte eingegangen werden kann. Klare Ein- und Ausschlusskriterien für einen Prozess müssen definiert sein. Besonders im Bereich der invasiven Diagnostik- und Therapieverfahren bei KHK-Patienten wird die Angemessenheit der Diagnostik und Therapie üblicherweise als Qualitätsmerkmal angesehen (Indikationsstellung). So wird im Rahmen der externen Qualitätssicherung durch die Bundesgeschäftsstelle Qualitätssicherung gGmbH (BQS)[12] erfasst, ob die Erbringung invasiver Diagnostik- und Therapieverfahren angemessen erfolgt.

Für Koronarangiographien, die bei Verdacht auf KHK bzw. um eine KHK auszuschließen durchgeführt werden, wird als Qualitätskriterium angesehen, dass möglichst oft Ischämiezeichen vorlagen. Andererseits sollte möglichst selten als Ergebnis der Herzkatheteruntersuchung herauskommen, dass gar keine KHK vorliegt (= Diagnose „Ausschluss KHK"). Aus der Rate an Herzkatheteruntersuchungen ohne einen pathologischen Befund sollen Rückschlüsse auf die Qualität der Indikationsstellung gezogen werden. Wenn viele Untersuchungen keinen pathologischen Befund ergeben, deutet das darauf hin, dass die Indikationsstellung zu „großzügig" gewesen sein kann. Auch ein hoher Anteil von Untersuchungen, denen eine PTCA oder eine Bypassoperation nachfolgt, gilt als ein Hinweis auf eine qualitativ „gute" Indikationsstellung.

Bei Herzkatheteruntersuchungen und Interventionen wird angestrebt, möglichst wenig Kontrastmittel zu verwenden und die Durchleuchtungszeit (Röntgenzeit) möglichst kurz zu halten. Kontrastmittelmenge und Durchleuchtungszeit sind daher weitere einfache Indikatoren.

---

[12] Vgl. http://www.bqs-online.com/

Als Qualitätsindikator für den zeitlichen Ablauf wird bei Patienten mit akuten Beschwerden oder akutem Herzinfarkt oft die Zeit zwischen der Einlieferung ins Krankenhaus und dem Beginn einer Herzkatheteruntersuchung/Intervention verwendet („Door to needle time").

Ein weiteres, häufig genanntes Kriterium für die Qualität medizinischer Prozesse ist die Einhaltung medizinischer Standards. Die medizinischen Versorgungsprozesse sollten sich an den aktuellen Leitlinien orientieren.

Für externe Qualitätsvergleiche muss bedacht werden, dass die Prozesse auf die individuellen Gegebenheiten der einzelnen Beteiligten abgestimmt und somit oft nicht vergleichbar sind. Dies gilt umso mehr für sektorübergreifende Prozesse. Somit werden oft unterschiedlichste Behandlungsabläufe nötig. Diese Unterschiede verkomplizieren den Vergleich der Prozessqualitäten im Rahmen externer Vergleiche.

Eine Intention bei der Einführung der integrierten Versorgung war auch die Hoffnung auf Einspareffekte. Die Höhe der Kosten kann ein Qualitätsindikator für Prozesse sein.

Allerdings wäre dazu Idealerweise die Einführung einer Prozesskostenrechnung erforderlich, ein Aufwand, der in der Praxis kaum realisierbar sein dürfte. Betrachtet man die Gesamtkosten pro Patient oder Behandlungsfall, so sind diese nicht alleine durch die Prozessqualität beeinflusst und eher ein Ergebnisindikator. Ein großer Teil der Kosten wird durch Medikamente verursacht. Hier sollte darauf geachtet werden, dass einheitliche Medikamente in allen beteiligten Strukturen verwendet werden.

Weitere Beispiele von Indikatoren für die Prozessqualität sind:

- die Rate an Doppeluntersuchungen,
- der zeitliche Abstand zwischen der Anforderung von Leistungen und Terminen und der Leistungserbringung bzw. Terminvergabe,
- Definition der Überweisungskriterien für Überweisungen zwischen verschiedenen Beteiligten (Hausarzt – Facharzt, Hausarzt oder Facharzt – Krankenhaus, Krankenhaus – Rehabilitation),

- vor einer Rehabilitation die standardisierte Einstufung/Evaluation bezüglich Rehabilitationsbedarf, -Fähigkeit und -Prognose,
- Festlegung von Kriterien, nach denen entschieden wird, ob eine ambulante oder stationäre Rehabilitation erfolgt.

Ergebnisqualität

Die Bewertung von Ergebnissen hängt in der Regel von den vorher definierten Zielen ab.

Die Ergebnisbewertung von Gesundheitsleistungen sollte sich möglichst auf die Veränderung des Gesundheitszustandes beziehen. Die Messung und Quantifizierung des Gesundheitszustandes ist aber oft schwierig.

Der sicher am häufigsten genannte Indikator für die Ergebnisqualität in der Medizin ist die Mortalitätsrate. Hier lässt sich differenzieren zwischen:

- Gesamtmortalität,
- Kardiovaskulärer Mortalität,
- Mortalität nach medizinischen Behandlungen (aufgrund von Komplikationen).

Daraus lassen sich folgende Ziele definieren:

- Reduktion der Sterblichkeit
- Reduktion der kardiovaskulären Mortalität
- Reduktion von Komplikationsraten und komplikationsbedingter Mortalität

Weitere Parameter sind:

- Reduktion der kardiovaskulären Morbidität, darunter insbesondere
  - Vermeidung von Herzinfarkten,
  - Vermeidung der Entwicklung einer Herzinsuffizienz (Rate neu aufgetretener Herzinsuffizienz),
  - Reduzierung der relativen Anzahl von Patienten, bei denen eine notfallmäßige Behandlung wegen Angina pectoris/KHK/akutem Koronarsyndrom notwendig ist.

- Anzahl von Krankenhausaufenthalten aufgrund kardiovaskulärer Erkrankungen,
- Anzahl der Dekompensationen einer Herzinsuffizienz,
- Rate der Wiederaufnahmen nach Krankenhausaufenthalten,
- Verweildauer von Krankenhausbehandlungen,
- Symptomatik bei der Entlassung aus einem Krankenhausaufenthalt
  - z.b. NYHA-Stadium der Herzinsuffizienz,
  - Belastungsfähigkeit.
- Anteil der arbeitsfähigen Patienten,
- Mobilität/Selbstständigkeit der Patienten,
- Rate der Patienten, die bei Entlassung aus einer Krankenhausbehandlung pflegebedürftig sind,
- Lebensqualität der Patienten[13].

Die gängigen Verfahren zur Messung der Lebensqualität bestehen meistens aus einer großen Zahl von Fragen und Teilaspekten, aus denen globale Lebensqualitäts-Scores ermittelt werden.

Bezogen auf die kardiovaskulären Erkrankungen stellt die Steigerung der Lebensqualität durch Vermeidung von Angina-pectoris-Beschwerden und die Wiederherstellung bzw. Erhaltung der Belastungsfähigkeit einen wichtigen Teilaspekt dar.

Bezüglich der modifizierbaren Risikofaktoren lässt sich das Erreichen der Therapieziele als Qualitätsindikator verwenden. Erreichen der Zielwerte für:

- Blutdruckeinstellung,
- Cholesterin,
- Diabeteseinstellung,
- Gewicht.

Im Zusammenhang mit der Modifikation von Risikofaktoren sind weitere messbare Parameter:

---

[13] Eine Übersicht über die Konzepte zur Messung der gesundheitsbezogenen Lebensqualität findet sich in: Radoschewski M. Gesundheitsbezogene Lebensqualität – Konzepte und Maße. Bundesgesundheitsbl – Gesundheitsforsch – Gesundheitsschutz 2000; 42: 165-168

- die Anzahl der Patienten, die an Programmen zur Ernährungsberatung und Raucherentwöhnung teilnehmen,
- die Anzahl der Patienten, die das Rauchen einstellen,
- die Rate der Teilnahme an körperlichem Training.

Nicht zuletzt spielen auch ökonomische Ergebnisse eine Rolle. Neben den Gesamtkosten pro Patient lassen sich auch Kosten für Teilbereiche und (Teil-) Prozesse als Indikatoren heranziehen. Hier seien exemplarisch die Kosten für Medikamente und der Anteil der Verwaltungskosten an den Gesamtkosten genannt.

Fazit

Aufgrund ihrer Häufigkeit, ökonomischen Relevanz und der Beteiligung von Leistungserbringern aus dem stationären und ambulanten Sektor ist die Koronare Herzkrankheit ein geeignetes Krankheitsbild für ein integriertes Versorgungsmodell.

Durch den großen Gestaltungsspielraum, den die Integrierte Versorgung bietet, ergeben sich sehr viele Variablen. Auch bei einem auf den ersten Blick relativ „überschaubar" erscheinenden Krankheitsbild wie der Koronaren Herzerkrankung kann es kein einfaches „Rezept" für die Ausgestaltung eines Qualitätsmanagements geben.

Am unkompliziertesten stellen sich noch die personellen und infrastrukturellen Kriterien im Bereich der Strukturqualität dar. Prozesse sind sehr individuell. Die Wertigkeit von Ergebnissen ist abhängig von den definierten Zielen, was einen externen Vergleich erschwert.

Wichtig in der Integrierten Versorgung ist ein alle teilnehmenden Bereiche übergreifendes Qualitätsmanagement. Die Ziele des Versorgungsprojektes müssen klar definiert und messbar sein. Bereits in der Planungsphase muss die Ausgestaltung des Qualitätsmanagements in die Überlegungen einbezogen werden. Von Anfang an sollte dabei versucht werden, die bereits vorhandenen Ressourcen der einzelnen Beteiligten einzubinden und den Aufwand in einem vertretbaren Rahmen zu halten.

4 Rheumatoide Arthritis

Sabine Korger

4.1 Krankheitsdefinition

Bei der rheumatoiden Arthritis handelt es sich um eine chronisch entzündliche, destruierende Gelenkerkrankung. Auch ein extraartikulärer Befall kann auftreten, insbesondere von inneren Organen. Die Ätiologie ist letztendlich ungeklärt, gewisse genetische Voraussetzungen wurden identifiziert. Eine Schlüsselrolle übernimmt unter anderem die Cytokin-Ebene.

Epidemiologisch ist die Erkrankung mit einer Prävalenz von 1 % die häufigste entzündliche rheumatische Erkrankung und betrifft Frauen dreimal häufiger als Männer. Das Hauptmanifestationsalter ist das dritte bis fünfte Lebensjahrzehnt.

Die rheumatoide Arthritis ist wegen der hohen sozioökonomischen Relevanz, Arbeitsunfähigkeit, Morbidität und Invalidisierung sowie finanziellen Belastungen des Gesundheitssystems betreffend in das Programm „Chronic diseases and Health Promotion" der WHO aufgenommen. Hervorgehoben wird hier, dass innerhalb der ersten zehn Jahre nach Erkrankungsbeginn mindestens 50 % der Patienten in den Industrienationen nicht mehr in der Lage seien, einen Ganztagsarbeitsplatz auszufüllen (www.who.int.en).

Zur Diagnose einer rheumatoiden Arthritis wurden von der American Rheumatism Association, jetzt **A**merican **C**ollege of **R**heumatology (Arnett et al. 1988), die Kriterien zur rheumatoiden Arthritis beschrieben.

Gemäß der revidierten ACR-Kriterien müssen mindestens vier dieser sieben Kriterien erfüllt sein, Kriterien eins bis vier müssen für mindestens sechs Wochen bestanden haben:

Morgensteifigkeit:	Von mindestens einer Stunde Dauer
Weichteilschwellung:	Von mindestens drei oder mehr Gelenken
Gelenkschwellung:	Fingergrund-, Fingermittel- oder Handgelenke
Symmetrische Gelenkschwellung:	Simultane Beteiligung der gleichen Gelenkregionen auf beiden Körperseiten
Radiologische Veränderungen:	Gelenknahe Osteoporose und/oder Erosionen, Veränderungen an den betroffenen Gelenken
Rheumafaktor:	Im Serum nachweisbar
Rheumaknoten:	Subkutane Knoten über Knochenvorsprüngen, an den Streckseiten oder in Gelenknähe

Da diese Kriterien im Rahmen von Studiendesigns entstanden sind, wurden zur Praktikabilität im medizinischen Tagesgeschäft Empfehlungen erarbeitet.

Dazu zählen die Empfehlungen für die Frühdiagnose einer Rheumatoiden Arthritis (Emery et al. 2002):

- Morgensteifigkeit von mehr als 30 Minuten,
- Mindestens drei geschwollene Gelenke,
- Druckschmerzhafte oder geschwollene Fingergrundgelenke (MCP) bzw. Zehengrundgelenke (MTS).

In der Leitlinie „Management der frühen rheumatoiden Arthritis" werden als klinisch richtungsweisende Befunde für die Verdachtsdiagnose einer rheumatoiden Arthritis gesehen:

- Mehr als zwei betroffene Gelenke seit > 6 Wochen,
- symmetrisches Verteilungsmuster und
- Dauer der Morgensteife > 60 Minuten.

4.2 Vorgesehene Patienten

Mittels Datenerhebung im Rahmen der Kerndokumentation am Deutschen Rheumaforschungszentrum Berlin konnte nachgewiesen werden, dass die Versorgung Rheumakranker in Deutschland unzureichend sei. Es bestünden insbesondere Versorgungsdefizite im Überweisungszeitraum vom Hausarzt zum Fachrheumatologen. Insgesamt würden Patienten mit rheumatoider Arthritis im Schnitt erst 1,4 Jahre nach Auftreten der ersten Beschwerden erstmals einem Rheumatologen vorgestellt.

Insbesondere im Rahmen des Paradigmenwechsels in der Behandlungsstrategie („Hit hard and early") bei der erst-diagnostizierten rheumatoiden Arthritis hat es sich aufgrund neuerer Forschungsergebnisse gezeigt, dass eine frühe adäquate Behandlung der RA den Verlauf und outcome bei dieser chronisch verlaufenden Erkrankung deutlich verbessert.

Da einerseits die Gelenksdestruktion bei Krankheitsbeginn am schnellsten zunimmt, andererseits aber durch leitliniengerechte Therapie zu diesem Zeitpunkt am ehesten eine Krankheitsremission zu erreichen sei, müssen die Patienten mit neu aufgetretenen Gelenkschwellungen so schnell als möglich einer entsprechenden Therapie und Verlaufskontrolle zugeführt werden.

Dies kann in einem strukturierten Rahmen wie der Integrierten Versorgung zeitnah und suffizient erreicht werden.

Andererseits ist auch bei Patienten mit bereits langem, zumeist mutilierendem Krankheitsverlauf eine adäquate strukturierte interdisziplinäre Weiterbehandlung zu gewährleisten, um auch hier ein Fortschreiten der Gelenkzerstörungen und dadurch bedingter Folgeschäden einzudämmen.

Somit soll für alle Patientengruppen insgesamt eine Steigerung der Lebensqualität sowie Senkung von Morbidität und Mortalität erreicht werden. Eine Vermeidung bzw. Verkürzung von stationären Krankenhausaufenthalten ist erstrebenswert und insbesondere bei noch berufstätigen Patienten eine Minderung von

Arbeitsunfähigkeitszeiten. Durch qualitätsgesicherte reibungslose Versorgungsabläufe soll unter anderem Doppeldiagnostik verhindert werden.

Eine strukturierte Weiterbetreuung während des gesamten Krankheitsverlaufes mit regelmäßiger Verlaufsbeobachtung und rascher Änderung des Therapieregimes, falls erforderlich, dient der an die aktuelle Erkrankungssituation angepassten, auf die individuelle Situation zugeschnittenen Behandlung.

4.3 Strukturmerkmale

Ambulanter ärztlicher Bereich

- Primärärztlicher Sektor: Facharzt für Allgemeinmedizin, Hausärztlicher Internist, Orthopäde ohne spezielle Zusatzweiterbildung Rheumatologie,
- Fachrheumatologischer und sonstiger fachärztlicher Sektor: Internistische Rheumatologie, Orthopädische Rheumatologie, konsiliarisch weitere Disziplinen wie Pneumologie, Nephrologie, Kardiologie, Dermatologie, Neurologie etc.

Ambulanter nicht-ärztlicher Bereich

- Physiotherapie/Krankengymnastik,
- Ergotherapie,
- Psychologie,
- speziell geschultes medizinisches Assistenzpersonal,
- Patientenschulung (Schulungskurs nach den Richtlinien der Deutschen Gesellschaft für Rheumatologie DGRh; Arbeitskreis Patientenschulung),
- Orthopädietechnisches Fachpersonal.

Tagesklinik

Der Verband Rheumatologischer Akutkliniken hat sich in einem Vorstandsbeschluss vom 02.01.1999 mit der Einrichtung von rheumatologischen Tageskliniken auseinandergesetzt und dazu neun Punkte formuliert. Dazu zählen unter anderem Aussagen zu strukturellen Voraussetzungen, Patientenklientel, Ein- und Ausschlusskriterien.

Rehabilitation (stationär/ambulant)

Die Kommission Rehabilitation der Deutschen Gesellschaft für Rheumatologie hat Qualitätsanforderungen zur Rehabilitation von Patienten mit rheumatischen Krankheiten in einem Positionspapier definiert, betreffend folgende Punkte:

- Personelle Ausstattung,
- Räumliche und apparative Ausstattung,
- Rehabilitationsprozess.

Weitere Qualitätskriterien sind in den Empfehlungen der Bundesarbeitsgemeinschaft für Rehabilitation formuliert.

Akutstationärer Bereich

Internistisch

Zur Strukturqualität akutinternistischer rheumatologischer Kliniken hat der Verband Rheumatologischer Akutkliniken e.V. (VRA) 2001 „Richtlinien der Strukturqualität für die Mitgliedschaft im Verband Rheumatologischer Akutkliniken ...." verabschiedet.

Dort werden in fünf Hauptkriterien die entsprechenden Qualitätsmerkmale zusammengefasst.

Diese betreffen unter anderem fachrheumatologische Krankenhaus-/Abteilungsleitung und deren fachärztliche Zusammensetzung, Erfüllung der Voraussetzung für die volle Weiterbildungsberechtigung Internistische Rheumatologie, ambulante/stationäre Behandlung jederzeit sowie Menge und entsprechend prozentuale Zusammensetzung des Patientenklientels.

Zudem wurde im Abrechnungssystem der German-Diagnosis-Related-Groups (G-DRG) die Prozedur (OPS) 8-983 „multimodale rheumatologische Komplexbehandlung" eingerichtet, die ebenfalls zur Strukturqualität einer stationären rheumatologischen Behandlung Stellung nimmt.

Zur multimodalen rheumatologischen Komplexbehandlung werden folgende Mindestmerkmale formuliert:

- Team unter fachärztlicher Behandlungsleitung (Fach für Rheumatologie, Facharzt für Innere Medizin mit dem Schwerpunkt Rheumatologie oder Facharzt für Orthopädie mit der Zusatzweiterbildung orthopädische Rheumatologie),
- Einsatz von mindestens drei Therapiebereichen: Physiotherapie/Physikalische Therapie, Ergotherapie, Schmerztherapie, kognitive Verhaltenstherapie, Gesprächspsychotherapie in patientenbezogenen unterschiedlichen Kombinationen mit einer Therapiedichte von mindestens elf Stunden pro Woche,
- Prozessorientiertes Behandlungsmanagement mit standardisierter Befunderhebung, Bestimmung der Krankheitsaktivität, der Funktionseinschränkung und des Schmerzausmaßes zu Beginn und am Ende des stationären Aufenthaltes,
- Zur Beurteilung der Krankheitsintensität sind diagnosebezogen folgende Instrumente (bei Rheumatoider Arthritis) einzusetzen: Disease Activity Score 28 (DAS 28), Funktionsfragebogen Hannover (FFbH),
- Zur Beurteilung der Schmerzintensität sind die Numerische Rating Skala/ Visuelle Analog Skala (NRS/VAS) als Schmerzscore zu verwenden,
- Der unmittelbare Beginn von Schmerztherapie, Physiotherapie oder physikalischen Therapie muss gewährleistet sein.

Operativ

Rheumaorthopädische/chirurgische Abteilung mit der Möglichkeit zu sowohl präventiven als auch rekonstruktiven Eingriffen.

4.4 Behandlungspfade und Leitlinien

In der Qualitätssicherung der Behandlung der RA stellen Behandlungspfade und Leitlinien die Struktur-, Prozess- und Ergebnisqualität dar.

Von den rheumatologischen Fachgesellschaften, national wie international, wurden Leitlinien erarbeitet, um eine qualitativ hochwertige, evidenzbasierte Therapie nach neuestem wissenschaftlichen Stand den Patienten zukommen zu lassen. Zudem wurden Kriterien festgelegt, die den Verdacht einer frühen RA erhärten. Diese Kriterien sind u.a. als „Tool" für Ärzte in der primären Patientenversorgung gedacht, um so eine rasche und frühzeitige Diagnose der RA stellen zu können und weitere therapierelevante Schritte einzuleiten.

Auf internationaler Ebene liegen die „Guidelines for the Management of Rheumatoid Arthritis" des American College of Rheumatology mit einem Update von 2002 vor.

Auf nationaler Ebene wurde von der Deutschen Gesellschaft für Rheumatologie (DGRh) die interdisziplinäre Leitlinie für das Management der frühen rheumatoiden Arthritis (RA) in einer Überarbeitung von 2006 vorgelegt.

Zusätzlich liegt die Leitlinie „Symptom Gelenkschwellung – primärärztliches Problemmanagement und Überweisungsindikation" aus dem Jahr 2000 vor.

Des Weiteren hatte die Deutsche Gesellschaft für Rheumatologie auch Therapieempfehlungen sowie Therapieüberwachungsbögen herausgegeben.

Ambulanter Bereich

Im ambulanten Bereich wird kurz die primärärztliche und die fachärztliche Ebene dargestellt:

a) Primärärztliche Ebene

Bei neu aufgetretenen Gelenkschwellungen spielt sich der Erstkontakt hauptsächlich im primärärztlichen Bereich ab. Anhand der Leitlinie der Deutschen Gesellschaft für Rheumatologie „Symptom Gelenkschwellung – primärärztliches Problem-Management und Überweisungsindikation" soll auf dieser Ebene dem behandelnden Arzt ein Tool in die Hand gegeben werden,

- mit dem das Symptom differenziert, gewertet und wie weiter abgeklärt werden sollte,
- welche Therapiemöglichkeiten bereits auf primärärztlicher Ebene gegeben sind und
- wann eine Überweisung zum Spezialarzt erfolgen sollte.

Die Basisuntersuchung sollte Anamnese und klinische Untersuchung der Gelenkschwellung (Dauer, Lokalisation, Verteilungsmuster, Morgensteifigkeit) sowie Labordiagnostik (BKS/CRP und evtl. erweiterte Bestimmung von RF/CCP-Antikörper) enthalten. Ein Flussdiagramm wurde von der Deutschen Gesellschaft für Rheumatologie entwickel und kann dort eingesehen werden (www.dgrh.de).

b) Fachärztliche Ebene

Bei Verdacht auf rheumatoide Arthritis sollte frühestmöglich bereits der rheumatologische Internist zur Mit-/Weiterbehandlung miteinbezogen werden.

Im Rahmen einer Integrierten Versorgung wäre hierzu ein Zeitraum von ca. 14 Tagen empfehlenswert.

Die bisher erhobenen Befunde (Anamnese/klinische Befunde/Labordiagnostik) sollten standardisiert in Form eines primärärztlichen Screeningbogens mitgegeben werden.

Aber auch bei langjährig erkrankten Rheumapatienten sollte eine enge Zusammenarbeit zwischen Primärarzt und Spezialisten mit standardisierten Feedback-Möglichkeiten erfolgen.

Zur Behandlung und weiterführenden Diagnostik stehen die Leitlinien und Therapie- und -überwachungsempfehlungen der rheumatologischen Fachgesellschaft zur Verfügung:

*   Interdisziplinäre Leitlinie der Deutschen Gesellschaft für Rheumatologie „Management der frühen rheumatoiden Arthritis",
*   Therapieempfehlungen der Deutschen Gesellschaft für Rheumatologie,
    *   – Empfehlungen zur Therapie mit TNF-Alpha hemmenden Wirkstoffen bei entzündlich-rheumatischen Gelenkerkrankungen,
    *   – Stellungnahme zur Präparatewahl bei TNF-Inhibitoren,
    *   – Einsatz von Leflunomid bei rheumatoider Arthritis,
    *   – Therapieempfehlungen zum Interleukin-1-Rezeptorantagonisten Anakinra,
    *   – Radiosynoviorthese, topische nicht-steroidale Antirheumatika,
*   Therapieüberwachungsbögen (Patienten- und Arztbogen mit Information zur Wirkweise, Indikation, Dosierungsempfehlung und Nebenwirkungen zu folgenden Wirkstoffen): Adalimumab, Anakinra, Antimalariamittel, Azathioprin, Cyclosporin, D-Penicillamin, Etanercept, Gold – oral, Gold – parenteral, Infliximab, Kortikosteroide, Leflunomid, Methotrexat, Sulfasalazin.

Fachärztlicherseits muss vor allem auch die komplexe medikamentöse Therapie eingeleitet werden, die sich aus mehreren Komponenten zusammensetzt:

*   Symptomatisch
    *   – Nichtsteroidale Antirheumatika,
    *   – Coxibe,
    *   – Analgetika.
*   Steroide
    *   – Low-dose-Erhaltungstherapie,
    *   – Steroid-Stoßtherapie,

- Intraartikuläre Injektionstherapie,
- Osteoporoseprophylaxe,
- DMARDS (= Disease modifying anti-rheumatic drugs, sog. „Basistherapie"):
  - Monotherapie,
  - Kombinationstherapie/-dauer,
  - Wechsel auf sog. „Biologicals" (s.u.),
- Biologicals:
  - Mit den neuen Präparaten mit Wirkung auf Zytokinebene stehen hochpotente, aber auch teure Medikamente zur Verfügung, deren Einsatz/ Wechsel untereinander erst nach mangelnder Wirkung konventioneller Basistherapeutika nach den Vorgaben der DGRh zielgerichtet durch Spezialisten eingesetzt werden sollen. Diese neue Medikamentengruppe wird unter dem Namen „Biologicals" zusammengefasst und beinhaltet auch die Gruppe der Tumornekrosefaktor-alpha-Hemmer.

Stationäre Behandlung

Bei nicht ausreichendem Ansprechen auf die ambulanten Therapieverfahren steht die Entscheidung über die Notwendigkeit stationärer Behandlung, gegebenenfalls operativer Eingriffe sowie die Einleitung von Rehabilitationsmaßnahmen an.

Gerade unter dem Aspekt der Abrechnung nach G-DRG ist die akutstationäre Behandlungsbedürftigkeit („primäre Fehlbelegung") in den Fokus getreten.

Dazu hat der Verband Rheumatologischer Akutkliniken Indikationskriterien zur stationären Aufnahme von Rheumapatienten (Prof. Dr. Lakomek) herausgegeben, welche eine spezielle Modifikation der G-AEP-Kriterien darstellt und den Behandlungsbedarf unter akutstationären Bedingungen begründen.

Zusammen mit Kassen, Rheumatologen des MDK Bayern sowie dem Asklepios-Rheumazentrum Bad Abbach wurde unten stehende Adaptation erarbeitet.

Die Aufnahmekriterien der rheumatologischen Fachabteilung (Asklepios-Rheumazentrum Bad Abbach) sind hier nur knapp aus dem Aufnahmeprotokoll skizziert:

- Akutes Geschehen oder Komplikationen (A10+B1),
- Akute oder progrediente sensorische, motorische, funktionelle, zirkulatorische, metabolische oder respiratorische Funktionseinschränkung, die den Patienten nachdrücklich behindert *und* kontinuierliche bzw. intermittierende intravenöse Medikation oder Infusion (z.b. Alveolitis, progrediente Mononeuritis, GN, nekrotisierende Vaskulitis).

Override Option 1 – Probleme bei ambulanter Therapie

- Ambulante Therapie unzureichend (z.b. therapierefraktärer Verlauf trotz bestehender Basistherapie),
- Einweisung durch internistischen Rheumatologen (auch Poliklinik),
- Ambulante Therapie nicht durchführbar,
- Schlechter AZ des Patienten *und*:
  - Diagnostik ambulant nicht durchführbar (z.b. massive Beeinträchtigung, des Patienten durch Befall großer, gewichtstragender Gelenke),
  - Fehlende Rehafähigkeit,
  - Erhöhte Behandlungsdichte erforderlich – täglich mehrmalige Rheuma-Therapie mit Notwendigkeit zu kontinuierlicher, ärztlicher Steuerung und jederzeitiger Interventionsmöglichkeit (z.b. Steroidstoßtherapie bei Diabetikern und art. Hypertonie),
- Complianceproblematik (z.b. bei Demenz),
- Sonderindikation bei bestimmten Erkrankungen (M30 bis M36 [akute Kollagenosen und Vaskulitiden]).

Override Option 2 – Akute entzündliche Erkrankungen

- Akuter Schub einer entzündlich rheumatischen Krankheit, der ambulant nicht ausreichend differentialdiagnostisch abgeklärt oder ausreichend behandelt werden kann (z.b. akute Kollagenosen und Vaskulitiden, Cervicalarthritis mit Instabilität, Corticoidinduzierte Osteoporose mit frischer Fraktur, Verdacht auf bakterielle Arthritis, SPA/RA nur mit Organbeteiligung oder komplizierender Begleiterkrankung (z.b. Steroidstoß/MTX-Therapieeinleitung bei Diabetes, Hypertonus, Niereninsuffizienz).

Override Option 3 – Komplikation/Nebenwirkungen

- Komplikation oder Nebenwirkung einer antirheumatischen Therapie macht eine stationäre Überwachung erforderlich (z.b. akute hämatologische Störung, MTX induzierte Alveolitis, hämorrhagische Colitis, schwere Infektion oder Sepsis, schwerwiegende gastrointestinale Nebenwirkung einschließlich Leberfunktionsstörung).

Override Option 4 – Einleitung Komplextherapie

- Einleitung komplexer bzw. risikobelasteter medikamentöser Therapie (z.B. Plasmapherese, Chemosynoviorthese, TNF-a, Antizytokintherapie, Prostaglandine, Immunglobuline, DMARD-Kombinationstherapie [MTX + LEF, MTX + SSA + HCQ, MTX + Cyclosporin, Cyclophosphamid, MMF], depletierende Antikörper). ·

Override Option 5 – Internistische Haupterkrankung bei rheumatischen Patienten

- Rheumapatient wird wegen internistischer Erkrankung behandelt, welche eine stationäre Aufnahme erforderlich macht (z.B. Pneumonie, Thrombose).

Override Option 6 – Kassenabgestimmt

- Mit der zuständigen Kasse abgestimmtes Behandlungskonzept,
- Vom MDK Bayern vorab geprüfter Einzelfall.

Override Option 7 – Sonstige Behandlungsindikation

Nach der Absicherung der stationären Behandlungsnotwendigkeit in einer akut-stationären rheumatologischen Abteilung sollte auf eine entsprechende Prozessqualität geachtet werden.

Dazu haben Lakomek, Hülsemann und Küttner die komplexen Behandlungsabläufe einer akut-stationären Rheumatologie mittels Erstellung von *Behandlungspfaden*, insbesondere zu Neuerkrankung und Schub bei rheumatoider Arthritis, abgebildet. Diese Behandlungspfade könnten sowohl EDV-technisch als auch in Papierversion in den klinischen Routinebetrieb übernommen werden.

Rheumaorthopädische/Rheumachirurgische Abteilung

Die Kommission Qualitätssicherung der Assoziation Orthopädische Rheumatologie (abgekürzt: ARO) unterscheidet in der operativen Behandlung:

- Präventive Maßnahmen und
- Rekonstruktive Eingriffe.

Zu den speziell rheumaorthopädischen operativen Eingriffen zählt sie:

- Synovektomie an Gelenken und Sehnen,
- Arthroskopische Synovektomie,
- Athroplastiken,
- Arthrodesen,
- Gelenksersatz.

Im interdisziplinären Setting muss dazu der am besten geeignete Eingriffstermin bestimmt werden.

Rehabilitationsmaßnahmen (inambulanter oder stationärer Fachabteilung)

Die Durchführung von rehabilitativen Maßnahmen, bei entsprechender Mobilität des Patienten ambulant, oder bei bereits eingeschränkter Mobilität stationär, ist indiziert, wenn ambulante Therapieoptionen erfolglos ausgeschöpft wurden aber die aktuelle Krankheitssituation eine Unterbringung im akutstationären Rahmen nicht begründet. Durch die höhere therapeutische Dichte an physikalischen/physiotherapeutischen Maßnahmen unter kontinuierlicher ärztlicher Überwachung werden z.B. funktionelle Einschränkungen gezielt und intensiviert behandelt.

Die gesetzlichen Voraussetzungen rehabilitativer Maßnahmen sind in § 40 SGB V abgebildet. Die gemeinsame Zielsetzung ist eine Verkürzung von Arbeitsunfähigkeits-Zeiten, der Erhalt der Erwerbs-/Berufsfähigkeit und die Reduktion von Hilfsmittelbedarf. Aus Sicht des Patienten steht der Erhalt der Lebensqualität mit Erhalt der Eigenständigkeit im Vordergrund (z.Z. lfd. Studie der European League Against Rheumatism ICF Core Set Validierungsstudie; insbes. auch für die Rheumatoide Arthritis).

4.5 Externe und interne Qualitätssicherung

Externe Qualitätssicherung

- Zertifizierung/externes Audit,
- Qualitätsbericht,
- Stichprobenprüfung,
- Fragebögen zur Patientenzufriedenheit,
- Maßgaben lt. Berufsverband/Fachgesellschaft,
- Interne Qualitätssicherung.

Struktur- und Prozessqualität

- Regelmäßige Fortbildungskonzepte,
- Qualitätszirkel beteiligter Fachgruppen,
- Interdisziplinäre Fallkonferenzen,
- Interne Audits,
- Richtlinien und Leitlinien der Fachgesellschaften, mit leitlinienkonformer medikamentöser Therapie,
- Datenerfassungssysteme in der Rheumatologie, z.B.:
  - DokuMed.Rh,
  - Rheumadoc,
  - Ardis,
  - (Online) Kern-Dokumentation (der Regionalen Kooperativen Rheumazentren zur Qualitätssicherung und Instrument zur klinischen Epidemiologie seit 1993).

Prozess- und Ergebnisqualität

Die regelmäßige Verlaufsbeobachtung, Befundkontrolle und Dokumentation ist für die Effektivität der Behandlung notwendig. Die Prozess- und Ergebnisqualität im Versorgungsmanagement drückt sich in standardisierten Befund- und Verlaufsdokumentationen aus:

- Standardisierte Dokumentation:
  - Krankheits-Aktivitätsparameter:
    - RheumatoidArthritisDiseaseActivityIndex = DAS 28,
  - Funktionsparameter:
    - Funktions-Fragebogen Hannover = FfBH,
    - Health Assessment Questionaire = HAQ,
  - Lebensqualitätsparameter:
    - ShortForm-12/36,
- Response-Kriterien:
  - lt. ACR,
  - lt. EULAR,
- Remissionskriterien:
  - ACR-Remissionskriterien,
- Radiologische Verlaufskriterien:
  - Radiologischer Score nach Larsen,
  - Radiologischer Score nach Sharp.

Weiterhin sind in der Prozess- und Ergebnisqualität zu nennen:

- Standardisierte Fragebögen für primärärztliche Versorgung,
- Standardisierte Fragebögen zum Krankheitsverlauf,
- Therapieüberwachungsbögen,
- Benchmarking (z.B. BMG-gefördertes obra [Outcome benchmarking in der rheumatologischen Akutversorgung]-Projekt in der Akutrheumatologie),
- Zentrale Koordinationsstelle für die an der Integrierten Versorgung teilnehmenden Partner.

Ausblick

Gerade auf dem Gebiet der Rheumatologie würden die Patienten von den strukturierten Versorgungsabläufen einer Integrierten Versorgung profitieren. Wie die Untersuchungen der Kerndokumentation am Deutschen Rheuma-Forschungszentrum Berlin nachgewiesen haben, bestünden hier noch immer Versorgungslücken. Insbesondere die Zeit, die bis zur fachrheumatologischen Vorstellung in der Regel vergeht, könnte deutlich verkürzt und insbesondere die Manifestation von Spätfolgen vermindert werden.

Nachgewiesenerweise profitieren die Patienten von einer raschen, adäquaten und zielorientierten Intervention. Eine qualitativ hochwertige, qualitätsgesicherte und leitliniengerechte Behandlung wird gewährleistet. Neben der Verbesserung der individuellen Lebensqualität wird auch im Sinne der Wirtschaftlichkeit eine deutliche Optimierung ermöglicht. Einsparungen u.a. durch Vermeidung von Doppeldiagnostik, Ausbau ambulanter Leistungen und Verkürzung von vollstationären Krankenhausaufenthalten können erfolgen. Bei im aktiven Leben stehenden Patienten ist vor allem auch die Reduktion von Arbeitsunfähigkeitszeiten ein Thema.

Eine lebenslange, strukturierte und geregelte medizinische Einbindung bei chronischen Erkrankungen lässt somit größtmöglichen Nutzen für den Patienten und wirtschaftliches Vorgehen für die Leistungserbringer erhoffen.

Literatur

American College of Rheumatology, Subcommittee on Rheumatoid Arthritis Guidelines. Guidelines for the Management of Rheumatoid Arthritis. Arthritis & Rheumatism 2002; 46: 328–346

Deutsche Gesellschaft für Rheumatologie. Leitlinien. Symptom Gelenkschwellung – primärärztliches Problemmanagement und Überweisungsindikationen. Z Rheumatol 2000; 59: 151–161

Deutsche Gesellschaft für Rheumatologie, Kommission für Qualitätssicherung (Hrsg). Qualitätssicherung in der Rheumatologie. Steinkopff-Verlag, Darmstadt 1996

Emery P, Breedveld FC, Dougados M, Kalden JR, Schiff MH, Smolen JS. Early refferal recommendation for newly diagnosed rheumatoid arthritis: evidence base development of a clinical guide. Ann Rheum Dis 2002; 61: 290–297

European League Against Rheumatism. ICF Core Set Validierungsstudie

Hülsemann JL et al. Frühdiagnose von Arthritiden und Spondyloarthritiden im Rahmen einer Integrierten Versorgung in Niedersachsen. Z Rheumatol 2006; 65: 70–74

Hülsemann JL, Demary W, Härle P et al. Development and implementation of an early arthritis program in Germany. Ann Rheum Dis 2004; 63 Suppl 1: 511

Kommission Regionale Rheumatologische Versorgung. Memorandum der Deutschen Gesellschaft für Rheumatologie. September 1993. Z Rheumatol 1994, 53: 113–124

Küttner T, Lakomek HJ, Hülsemann JL, Roeder N (Hrsg). Klinische Behandlungspfade in der Inneren Medizin: Am Beispiel der akut-stationären Rheumatologie. Deutscher Ärzte Verlag, Köln 2007

Lakomek HJ, Fiori W, Buscham K, Hülsemann JL, Köneke N, Liman W, Märker-Hermann E, Roeder N. Die multimodale rheumatologische Komplexbehandlung (OPS 8-983). Z Rheumatol 2005; 64: 557–563

Lakomek HJ, Hülsemann JL, Küttner T, Buscham K, Roeder N. Klinische Behandlungspfade in der akut-stationären Rheumatologie – ein strukturiertes Prozessmanagement. Z Rheumatol 2007; 66: 247–254

Lakomek HJ, Neeck G, Lang B, Jung J. Strukturqualität akut-internistischer rheumatologischer Kliniken. Projektgruppenarbeit des VRA. Z Rheumatol 2002; 61: 405–414

Manger B unter Mitarbeit von Häfner R, Hellmich B, Schulze-Koops H, Tillmann K, Truckenbrodt H. Checkliste XXL Rheumatologie. 3. Aufl. Georg Thieme Verlag, Stuttgart 2005

Röther E, von Kempis J, Scholz Ch, Peter HH. Kriterien zur Diagnose oder Klassifikation Rheumatischer Erkrankungen. 4. Aufl. Rheumazentrum Südbaden, Medizinische Universitätsklinik, Abteilung für Rheumatologie und Klinische Immunologie 2006

Schneider M, DGRh: Interdisziplinäre Leitlinie. Management der frühen rheumatoiden Arthritis. 2. überarb. Aufl. Steinkopf Verlag, Darmstadt 2006

Symmons D, Mathers C, Pfleger B. The global burden of rheumatoid arthritis in the year 2000. WHO Draft 15-08-06. Global Burden of Disease 2006

Visser H, le Cessie S, Vos K, Breedveld FC, Hazes JM. How to diagnose rheumatoid arthritis early: a prediction model for persistent (erosive) arthritis. Arthritis Rheum 2002; 46: 357–365

Zink A, Huscher D, Listing J. Die Kerndokumentation der Regionalen Kooperativen Rheumazentren als Instrument der klinischen Epidemiologie und der Qualitätssicherung der rheumatologischen Versorgung. Z Ärztl Fortbild Qualsich 2003; 97: 399–405

5 Psychiatrische und Psychotherapeutische Versorgung

ERNST EBEN

Der MDK Bayern entwickelte in den letzten Jahren vermehrt integrative und integrierte Strukturen in der psychiatrischen und psychotherapeutischen Versorgung. Die stationäre Aufenthaltsdauer hat in den letzten Jahren in der Psychiatrie deutlich abgenommen. Daran beteiligt sind nicht nur die verbesserten Therapiemöglichkeiten, sondern auch der Kostendruck. Wenn man auch (noch) nicht – analog der „blutigen Verlegung" in psychiatrische Krankenhäuser – von einer „psychotischen Entlassung" wird sprechen können, ist doch zunehmend mit der Entlassung aus stationärer Behandlung von Patienten in der postakuten Stabilisierungsphase zu rechnen. Daher ist der weitere Ausbau von Strukturen erforderlich, welche die verkürzten stationären Aufenthaltsdauern kompensieren, auch um die Entwicklung einer „Drehtürpsychiatrie" mit vermehrten Wiederaufnahmen und einer insgesamt dann kumulativ verlängerten stationären Behandlungsdauer („Fraktionierte Langzeitbehandlung") zu vermeiden.

Die Aufteilung der psychiatrisch-psychotherapeutischen Behandlungsangebote in zwei Hilfssysteme, stationär und ambulant, muss dazu ersetzt werden durch vernetzte Versorgungsstrukturen. Hierbei soll in Übereinstimmung mit den allgemeinen Maßgaben der Leistungsgesetze die Priorität ambulanter Versorgung nicht in Frage gestellt werden.

Fachärzte in Zusammenarbeit mit den Hausärzten sind das niederschwelligste Angebot, diese müssen aber auch über die Ressourcen verfügen, ambulante Komplexleistungen anzubieten, um ohne Klinikeinweisungen behandeln zu können. Hier können institutionsübergreifende Komplexleistungsangebote der therapeutischen Leistungserbringer eine praktikable Lösungsmöglichkeit darstellen. Dabei sollten besonders die psychisch kranken Menschen Berücksichtigung finden, die aufgrund der Dauer und Schwere ihrer Erkrankung leichter durch die Maschen des Hilfenetzes der kassenärztlichen Sicherstellung fallen. Im psychiatrisch-psychotherapeutischen Bereich betrifft dies vor allem Menschen mit Depression, schizophrener Störung, Alkoholabhängigkeit und Demenz. Vielfach haben diese Störungen einen chronischen Verlauf.

5.1 Krankheitsgruppen

Auf psychiatrischem Gebiet sind die vier häufigsten und sozialmedizinisch relevanten Krankheitsgruppen nach der Deutschen Gesellschaft für Psychiatrie, Psychotherapie und Nervenheilkunde (DGPPN):

- Depressionen (depressive Erkrankung, auch komorbid bei anderen somatischen und psychischen Erkrankungen:
    - Bipolare affektive Störung, gegenwärtig depressive Episode mit und ohne psychotischen Symptomen,
    - Depressive Episode,
    - Rezidivierende depressive Störung,
- Schizophrenie (und verwandte Störungen):
    - Schizophrenie,
    - Schizotype Störung,
    - Schizoaffektive Störungen – instabile und wenig valide Diagnose,
- Alkoholismus:
    - Alkoholabhängigkeit,
- Dementielle Symptome:
    - Alzheimerkrankheit,
    - Vaskuläre Demenz,
    - Demenz bei anderenorts klassifizierten Krankheiten.

Während seit 1999 die Arbeitsunfähigkeit (AU) insgesamt zurückging, nehmen Krankheitstage in Folge von psychischen Erkrankungen zu, wobei den depressiven Störungen ein wesentlicher Beitrag zukommt. So stieg laut Angabe der Deutschen Angestellten-Krankenkasse die Anzahl der AU-Tage aufgrund von psychischen Erkrankungen von 68 Tagen im Jahr 1997 auf 111 Tage im Jahr

2003. Auch die Anzahl der Anträge zur Frühberentung aufgrund psychischer Erkrankungen stieg in den letzten Jahren an. Nach Angaben der Bundesversicherungsanstalt für Angestellte ist jede dritte Frühberentung auf eine psychische und psychosomatische Erkrankung zurückzuführen.

Laut Weltgesundheitsorganisation (WHO) werden **Depressionen** im Jahr 2020 weltweit den zweiten Rang unter den Behinderung verursachenden Krankheiten einnehmen (WHO-Studie: Global Burden of Disease). In Deutschland leiden ca. vier Millionen Menschen an einer depressiven Störung, wobei viele Betroffene ihre Symptome wie Interessenverlust, Freudlosigkeit und Schlafstörungen nicht richtig einordnen können. Da häufig körperliche Beschwerden im Vordergrund stehen, wird die Erkrankung oft von Hausärzten nicht erkannt, zum Teil fehlt auch das Wissen über die optimale Behandlung. Diese Defizite im Erkennen und Behandeln von Depressionen tragen mit zu den erschreckend hohen Suizidraten von ca. 12.000 Suiziden pro Jahr bei. Die Mortalitätsrate bei unipolaren und bipolaren affektiven Störungen beträgt ca. 12–20 %, liegt also weit über dem Durchschnitt der gesunden Allgemeinbevölkerung, wobei die meisten Todesfälle auf vollendeten Suizid zurückgehen. Bei Männern beträgt das Suizidrisiko das 13fache der „Normalbevölkerung", es steigt im Alter noch weiter an. Auch wegen körperlicher Komorbidität ist die Mortalität gegenüber der Allgemeinbevölkerung erhöht.

Nach Hatzinger und Holsboer-Trachsler ist charakteristisch für depressive Verstimmungszustände die gedrückte Stimmung, die sich von Tag zu Tag wenig ändert und meist nicht auf die jeweiligen Lebensumstände reagiert, aber eine charakteristische Tagesschwankung z.B. mit Morgentief aufweisen kann. Ausgeprägte Angst kann begleitend vorhanden sein. Die Energie ist vermindert, die Aktivität eingeschränkt und die Ermüdbarkeit erhöht. Es kommt zu einer Verarmung und Entleerung des inneren Erlebens, zu einer Hemmung sowie Blockierung im Antrieb und im Denken und allgemeinem Interesseverlust. Die Konzentration und die Aufmerksamkeit sind vermindert, ebenso das Selbstwertgefühl und das Selbstvertrauen. Schuldgefühle und Gefühle von Wertlosigkeit, negativistische und pessimistische Gedanken an die Zukunft und

Suizidalität können vorhanden sein. Bei vielen Patienten findet sich ein stimmungskongruenter Wahn. Typisch für Depressionen ist ein Schuldwahn, Verarmungswahn oder hypochondrischer Wahn. Auch ein nihilistischer Wahn kann auftreten (Cotard-Syndrom). Akustische Halluzinationen in Form diffamierender oder anklagender Stimmen können mit diesem Krankheitsbild einhergehen. Geruchshalluzinationen beziehen sich auf Wahrnehmungen der Fäulnis oder verwesendes Fleisch. Auch katatone Phänome können bei der Depression auftreten.

Die Chronifizierungsrate, also eine anhaltende affektive Verstimmung über zwei Jahre mit sozialer Funktionsunfähigkeit liegt bei etwa 15–20 %. Auch nach Abklingen der Akutsymptomatik besteht weitere Vulnerabilität, d.h. ein deutlich erhöhtes Risiko für ein Wiederaufflammen der Symptomatik. Nach Verlaufsstudien ist mit mindestens 50 % Rückfällen nach Absetzen der Medikation zu rechnen. Eine Entlassungsmedikation ist nach WHO-Consensus-Statement unverändert bzw. nur leicht reduziert mindestens vier bis sechs Monate, in Einzelfällen aber bis zu eineinhalb Jahren fortzuführen.

Depressionen verursachen neben den direkten Krankheitskosten (Therapiekosten) vor allem erhebliche indirekte Krankheitskosten durch Arbeitsunfähigkeit und Frühberentung. Nach den Berechnungen der WHO und der Weltbank werden Depressionen hinsichtlich ihrer gesundheitsökonomischen Bedeutung im Jahre 2020 eine der drei Spitzenpositionen einnehmen.

Schizophrenie ist eine verhältnismäßig häufige psychiatrische Erkrankung mit ca. 800.000 Betroffenen in der BRD. Sie verläuft häufig chronisch und führt zu gravierenden sozialen Folgen für die Patienten, sowie zu erheblichen Kosten für die Solidargemeinschaft. Trotz vorhandener, aber teils unzureichend genutzter, teils unzureichend differenzierter Therapiemöglichkeiten ist die Erkrankung noch immer eine schwere Belastung für Patienten, Angehörige und Gesellschaft. Über 50 % der Angehörigen sind selbst psychisch belastet oder psychiatrisch erkrankt. Etwa 10–15 % der Patienten begehen innerhalb der ersten zehn Jahre nach Krankheitsausbruch Suizid.

Während die Akutphase der Krankheit infolge verbesserter medikamentöser Möglichkeiten in der Regel gut zu behandeln ist und die stationäre Aufenthaltsdauer deutlich abgenommen hat, ist die Therapie in der postakuten Stabilisierungsphase und in der Remissionsphase noch verbesserungsbedürftig. Die postakute Stabilisierungsphase ist gekennzeichnet durch oft persistierende Negativsymptomatik, kognitive Defizite und erhöhte Rezidivrate. Aber auch in der stabilen, leider manchmal nur partiellen, Remissionsphase mit stabiler Psychopathologie und mehr oder weniger gelungener sozialer Reintegration treten in den ersten zehn Jahren noch gehäuft Rückfälle und Suizidversuche bzw. Suizide auf. Mangelnde Compliance insbesondere bezüglich der Medikamenteneinnahme infolge z. B. ungenügender Krankheitseinsicht ist ein wichtiger Rezidivfaktor. Kognitive Defizite sind bei Schizophrenien so häufig, dass sie zu der ursprünglichen Bezeichnung der Störung (dementia praecox) Anlass gaben. Man geht von Störungen des Prozesses der Reizaufnahme und Reizverarbeitung (Informationsverarbeitung) aus.

Die Störungen betreffen folgende kognitive Funktionen:

- Aufmerksamkeits-, Wahrnehmungs- und Denkprozesse nach relevanten und irrelevanten Merkmalen steuern,
- Wahrgenommenes in passende, übergeordnete Zusammenhänge einordnen,
- Unterschiedliche Gedankengänge vereinheitlichen,
- Vorhandene Denkschemata flexibel handhaben.

Empirisch belegt sind folgende Störungen des Sozialverhaltens bei Schizophrenie: gestörte Aufnahme und Verarbeitung sozialer Reize (z. B. undifferenzierteres Erkennen von Gesichtern, Fehlbewertung von Mimik, Unsicherheit über den Kontext); vermehrte unerwartete und unverständliche soziale Verhaltensweisen (v. a. in sozialen Situationen mit besonderer emotionaler Bedeutung); gestörte Kommunikation und zwischenmenschliche Beziehungen (z. B. unklares Kontaktverhalten besonders in emotional belastenden Situationen; Schwierigkeiten bei der Aufnahme und Weiterentwicklung persönlicher Beziehungen); gestörte verbale Kommunikation (z. B. Sprachverarmung, Zerfahrenheit,

Verlieren des „roten Fadens", schwer nachvollziehbare Logik, bizarre bildhafte Ausdrücke, Umständlichkeit).

Schizophrenie zählt zu den zehn Krankheiten mit der größten Anzahl durch Behinderung verlorener Lebensjahre. Selbst unter optimaler Therapie sind ca. 250.000 Patienten erkrankungsbedingt bereits in jungen Jahren erwerbsunfähig und auf öffentliche Unterstützung angewiesen. Schizophrenie ist die teuerste psychische Erkrankung. Die jährlichen Kosten für das Gesundheits- und Sozialsystem wurden (vor Einführung des Euro) für die BRD auf 7 Milliarden DM geschätzt und dürften heute nicht niedriger liegen.

Die direkten und indirekten Kosten sind laut Kompetenznetz Schizophrenie mit denen somatischer Volkskrankheiten wie Diabetes oder Herzerkrankungen vergleichbar. Die mangelnde Compliance insbesondere bei der Medikamenteneinnahme ist ein wichtiger Rezidivfaktor. Um Drehtüreffekte zu vermeiden, bedarf es daher eines komplexen Angebotes mit einer gefestigten therapeutischen Beziehung, intensivierter Aufklärung der Patienten über Krankheits- und Behandlungskonzepte und verstärkter Einbeziehung der Angehörigen, individuell angepasster, möglichst nebenwirkungsarmer Medikation (beides hilft, die Behandlungscompliance zu sichern), Behandlung der Negativsymptomatik und kognitiver Defizite und Stabilisierung und Erweiterung der sozialen Kontakte. Drohende Rückfälle müssen rechtzeitig erkannt und adäquat behandelt werden. All dies erfordert eine komplexe ambulante Therapie. Hier kann die Integrierte Versorgung zur Verbesserung und letztlich auch zur Kostensenkung der Behandlung beitragen.

Mehr als 10 Millionen Menschen konsumieren in Deutschland **Alkohol** in gesundheitlich riskanter Form, davon gelten 1,6 Millionen als alkoholabhängig. Nur etwa 10 % unterziehen sich einer Therapie, oft erst viel zu spät nach zehn bis 15 Jahren einer Abhängigkeit. 20 % der Jugendlichen im Alter von 12 bis 25 Jahren trinken regelmäßig Alkohol. Die volkswirtschaftlichen Kosten alkoholbezogener Krankheiten werden auf mehr als 20 Milliarden Euro pro Jahr geschätzt. Jährlich sterben ca. 42.000 Personen direkt (durch Alkoholmissbrauch) oder indirekt (u.a. durch alkoholbedingte Unfälle) an den Folgen des Alkoholkonsums.

In Deutschland leben heute rund 1,1 Millionen Menschen, die an **Demenz** erkrankt sind. Bis zum Jahr 2030 wird sich diese Zahl auf ca. 1,7 Millionen erhöhen. Es gibt Defizite bei der frühzeitigen Diagnose von Demenz und bisher keine Heilungsmöglichkeiten. Primärer ärztlicher Ansprechpartner für Menschen mit Demenz ist in der Regel der Hausarzt. Nach Weyerer beträgt der Anteil der Zuhause versorgten Demenzkranken derzeit zwei Drittel mit stark abnehmender Tendenz, ca. 90 % werden von Hausärzten behandelt. Leider scheint die hausärztliche Versorgung nicht immer dem Stand des aktuellen Wissens über Demenzen gerecht zu werden. Nach Pentzek und Abholz ist die Schwelle, dem Verdacht auf ein dementielles Syndrom gezielt diagnostisch nachzugehen, bei der Mehrzahl der Hausärzte eher zu hoch. Auch bei einer Überweisung zum Facharzt kommt die Untersuchung beim Neurologen oder Psychiater nicht immer zustande; Angehörige halten dies für nicht zumutbar, längere Wartezeiten und die räumliche Entfernung z.B. in ländlichen Gegenden können dem entgegenstehen.

Der Nutzen der Antidementiva wird von der Mehrzahl der Hausärzte skeptisch beurteilt. Nach einer Untersuchung von Ruof erhalten nur etwa 9 % der Alzheimerkranken Antidementiva. Rechnerisch verordnet nach Bohlken ein Hausarzt/hausärztlicher Internist nur etwa ein Zehntel der Menge an Antidementiva, die ein Nervenarzt verordnet. Auch im Bereich Demenz ist durch die Vernetzung der Strukturen (Hausarzt – Nervenarzt – Memory clinic/Gedächtnisambulanz – Stationäre Behandlung) ein Optimierungs- und letztlich so auch ein Einsparungspotential zu erwarten. Bei allen genannten Krankheitsgruppen ist ein komplexes Angebot erforderlich, bestehend aus einer gefestigten therapeutischen Beziehung, intensivierter Aufklärung der Patienten über Krankheits- und Behandlungskonzepte und verstärkter Einbeziehung der Angehörigen, wo erforderlich, individuell angepasster möglichst nebenwirkungsarmer Medikation und Stabilisierung und Erweiterung der sozialen Kontakte. Drohende Verschlechterungen oder Rückfälle sollen rechtzeitig erkannt und adäquat behandelt werden. Das erfordert eine komplexe ambulante Therapie. Hier kann die Integrierte Versorgung zur Verbesserung und letztlich auch zur Kostensenkung der Behandlung beitragen.

5.2 Vorgesehene Patienten

Voraussetzung der Teilnahme an der Integrierten Versorgung ist allerdings die **freiwillige Bereitschaft**, sich bezüglich der in Frage kommenden psychischen Störung (ausschließlich) von den Teilnehmern aus dem gewählten Versorgungsnetz behandeln zu lassen. Die örtlichen, zeitlichen und patientenbezogenen Rahmenbedingungen müssen die Teilnahme am komplexen Behandlungsprozess zulassen z.B. Wohnortnähe, Einsichtsfähigkeit.

Probleme bzw. eventuelle Ausschlussgründe können damit sein: Betreuung über das Amtsgericht, Obdachlosigkeit, eventuell auch mangelnde Deutschkenntnisse oder fortgeschrittenen Demenz, da freiwillig nur teilnehmen kann, wer die entsprechende Aufklärung auch verstanden hat. Damit ist die Gefahr nicht ganz von der Hand zu weisen, dass gerade solche Menschen mit chronischen psychischen Störungen nicht in den Genuss der Integrierten Versorgung (IV) kommen, die davon am meisten profitieren würden.

5.3 Strukturmerkmale

Es lassen sich grob vier Phasen unterscheiden:

Phase I: Aufnahme in die IV aus voll-, teilstationärer und ambulanter Behandlung

Phase II: Teilstationäre IV-Krankenhausbehandlung

Phase III: Poststationäre IV-Intensivnachbehandlung

Phase IV: Ambulante IV-Weiterbehandlung mit Nachbetreuung durch Klinikmitarbeiter und niedergelassenem Facharzt bzw. erfahrenen Hausarzt

Anzustreben ist ein therapeutisches Netzwerk mit den Akteuren Hausarzt, Facharzt, ärztlicher/psychologischer Psychotherapeut, Rehabilitationseinrichtung, Allgemeinkrankenhaus, Fachklinik, Erbringer von ambulanter Soziotherapie (§ 37a SGB V), Pflegediensten, die Häusliche Krankenpflege für Psychisch Kranke erbringen und ergänzend Heilmittelerbringer z.B. Ergotherapie.

Die Teilnehmer der Integrierten Versorgung müssen in das Versorgungsnetz eingeschrieben sein, sich zur leitlinienorientierten Behandlung verpflichten, Dokumentationsvereinbarungen nachkommen, sich an Fortbildungen und Maßnahmen zur Qualitätssicherung beteiligen und die Kommunikation zwischen den einzelnen Beteiligten sicherstellen.

Qualitätsindikatoren in Anlehnung an das Kompetenznetz Depression:

1. Strukturqualität:
   - Soziodemographische Patientenmerkmale,
   - Anamnese,
   - Diagnose,
   - Schwere der Störung,
   - Merkmale des Behandlers (Fach, Qualifikation, Praxis-/Klinikmerkmale, Mitarbeiter),
   - Netzwerkversorgung (Dauer der Überweisungszeiten, Übermittlung von Befunden und Berichten, Qualitätsmanagement-Maßnahmen),
2. Prozessqualität:
   - Diagnostische Maßnahmen,
   - Pharmakotherapie,
   - Psychotherapie,
   - Sonstige Maßnahmen (z.B. Soziotherapie, Ergotherapie, Psychoedukation, kognitives Training),
   - Sonstige Parameter (z.B. Suizidversuche, Compliance/Adherence bzw. Complianceprobleme),
   - Überweisungen,
3. Ergebnisqualität:
   - Therapeutische Effektivität (CGI, BDI und andere psychometrische Skalen),
   - Patientenzufriedenheit,
   - Behandlungsdauer (stationär, poststationär, ambulant),
   - Veränderungen im beruflichen und privaten Umfeld.

Auf der Ebene der Strukturqualität müssen nicht nur die Patientenmerkmale, sondern auch die der beteiligten Behandler erfasst werden. Bei der Prozessqualität ist auf eine konkrete Durchführung leitlinienorientierter Diagnostik und Therapie zu achten, gegebenenfalls müssen Abweichungen auf ihre Begründung geprüft werden. Auf der Ergebnisebene müssen alle relevanten Behandlungsergebnisse hinsichtlich Effektivität und Effizienz ausreichend und nachprüfbar dokumentiert sein.

5.4 Behandlungsinhalte und Leitlinien

Leitlinien sind systematisch entwickelte Entscheidungsempfehlungen zu Diagnostik und Behandlung sowie zur Risikominimierung. Sie sind evidenzbasiert bzw. beruhen auf Expertenkonsens. Evidenzbasierung (Evidenzbasierte Medizin, EBM, bei Leitlinien S-3-Leitlinie) ist anzustreben und dem Expertenkonsens („Eminenz"-basierte Medizin) vorzuziehen, dem eine relativ niedere Evidenzklasse zukommt (vgl. AWMF). Ausreichende Evidenz beruht in der Regel auf Meta-Analysen und/oder auf guten randomisierten und kontrollierten klinischen Studien an einer für eine sichere Aussage ausreichenden Patientenzahl. Die hier in Betracht kommenden psychischen Störungen sind alle keine seltenen („rare disease") geschweige denn „singuläre" Erkrankungen. Entsprechender systematischer Erkenntnisgewinn stößt also auf keine unüberwindlichen Schwierigkeiten, ist aber streckenweise noch zu leisten.

Derzeit liegen zu den in Frage kommenden Störungen von der DGPPN Leitlinien für folgende Erkrankungen bzw. Therapien vor. Diese Leitlinien sollten zugrunde gelegt werden. Derzeit koordiniert die DGPPN die Erarbeitung von S-3-Leitlinien nach den Richtlinien der AWMF mit Ärzten, Psychotherapeuten, Angehörigen- und Patientenverbänden.

- Behandlungsleitlinie Schizophrenie. Steinkopff, Darmstadt 2006 ISDN 3-7985-1493-3. Kurzversion als PDF-Datei: www.dgppn.de, www.uni-duesseldorf.de/WWW/AWMF/ll. Es handelt sich um eine umfangreiche S-3-Leitlinie.
- Behandlungsleitlinie Affektive Erkrankungen. Steinkopff, Darmstadt 2000 ISDN 3-7985-1196-9. Kurzversion als PDF-Datei: www.dgppn.de www.uni-

duesseldorf.de/WWW/AWMF/II. S-1-Leitlinie gültig bis 04/2005, wird derzeit überarbeitet

- Behandlungsleitlinie Psychopharmakotherapie. Steinkopff, Darmstadt 2003 ISDN 3-7985-1359-7.
- Leitlinie Akutbehandlung alkoholbezogener Störungen. S-2-Leitlinie, Stand 02/2003, gültig bis 02/2008, www.uni-duesseldorf.de/WWW/AWMF/II
- Leitlinie Riskanter schädlicher und abhängiger Alkoholkonsum. S-2-Leitlinie. Stand 03/2004, gültig bis 03/2009, www.uni-duesseldorf.de/WWW/ AWMF/II
- Leitlinie Demenz. Steinkopff, Darmstadt 2000; Kurzversion www.uni-duesseldorf.de/WWW/AWMF/II. S-1 Leitlinie, nicht aktualisiert.

Bei der DGPPN existiert eine zentrale Arbeitsgruppe „Integrierte Versorgung psychischer Erkrankungen" unter Leitung von Dr. Hauth, St.-Josephs-Krankenhaus Weissensee, Berlin. Der Berufsverband Deutscher Nervenärzte in Person von Dr. Reuther ist einbezogen. Ein Rahmenkonzept „Intergierte Versorgung Depression" liegt bereits vor (DGPPN 2005). Als Akteure in diesem Versorgungsnetz vorgesehen sind: Hausärzte; Fachärzte für Psychiatrie und Psychotherapie bzw. Nervenärzte, Psychotherapeuten und Fachkrankenhäuser.

Der Hausarzt stellt eine Verdachtsdiagnose, führt ein Screening auf die vermutete Störung durch. Ist diese (für Schizophrenie, Depression, Alkoholabhängigkeit, Demenz) negativ, ist abzuklären, ob andere psychische Störungen vorliegen, welche einer störungsspezifischen Behandlung bedürfen. Ist das Screening positiv, werden die klinischen ICD10-Kriterien erfasst und es erfolgt Aufnahme in die Integrierte Versorgung. Der Hausarzt arbeitet mit dem psychologischen oder ärztlichen Psychotherapeuten zusammen, um die Differentialdiagnose und die Indikation zu einer Psychotherapie zu klären. Dieser führt gegebenenfalls eine Psychotherapie der Indexerkrankung und komorbider psychischer Störungen durch. Mit dem Facharzt für Psychiatrie und Psychotherapie bzw. dem Nervenarzt dient die Zusammenarbeit um die Differentialdiagnose und die Therapie-Indikation zu klären, um mittelschwere bis schwere Symptomatik (Beispiel Depression) und chronische Verläufe zu therapieren. Der Facharzt für Psychiatrie und Psychotherapie bzw. der Nervenarzt behandelt konsiliarisch mit bei komplizierten Therapieverläufen und stellt z.B. die Indikation zur Langzeitrezidivprophylaxe. In die Fachklinik erfolgt die Notfalleinweisung z.B. bei akuter Suizidalität, schwerer psychotischer Symptomatik oder drohender Verwahrlosung.

Der psychologische oder ärztliche Psychotherapeut arbeitet mit dem Hausarzt zusammen hinsichtlich der pharmakologischen Mitbehandlung z.B. leichter bis mittelgradiger Depressionen oder bei unzureichendem Therapieerfolg der Psychotherapie, er arbeitet mit dem Facharzt für Psychiatrie und Psychotherapie bzw. dem Nervenarzt zusammen hinsichtlich Differentialdiagnose, pharmakologischer Mitbehandlung bei mittelschwerer bis schwerer Symptomatik, chronische Verläufe und unzureichendem Therapieerfolg. Mit der Fachklinik erfolgt die Zusammenarbeit bei akuter Suizidalität, schwerer psychotischer Symptomatik oder drohender Verwahrlosung.

Der Facharzt für Psychiatrie und Psychotherapie bzw. der Nervenarzt setzt die Therapie des Hausarztes in Kooperation mit ihm fort, er arbeitet mit dem psychologischen oder ärztlichen Psychotherapeuten zusammen hinsichtlich der Durchführung einer Psychotherapie und mit der Fachklinik bei akuter Suizidalität, schwerer psychotischer Symptomatik oder drohender Verwahrlosung.

Die Fachklinik arbeitet mit dem Hausarzt zusammen zur Fortsetzung der Therapie und der Erhaltungstherapie, mit dem psychologischen oder ärztlichen Psychotherapeuten hinsichtlich der psychotherapeutischen Weiterbehandlung und bei Depressionen hinsichtlich der psychotherapeutischen Langzeitrezidivprophylaxe. Mit dem Facharzt für Psychiatrie und Psychotherapie bzw. dem Nervenarzt arbeitet die Fachklinik zusammen zur Fortsetzung der Therapie/Erhaltungstherapie auch bei chronischen Fällen und bei der Langzeitrezidivprophylaxe.

Dieses Beispiel berücksichtigte vor allem depressive Störungen. Von Anfang an ist die Einbeziehung des Facharztes für Psychiatrie und Psychotherapie bzw. Nervenarztes erforderlich bei Verdacht auf psychische Komorbidität, Schizophrenie, Sucht, Demenz, schweren Depressionen mit oder ohne psychotischen Symptomen, bereits chronifiziertem Verlauf oder Behandlungsresistenz.

5.5 Externe und Interne Qualitätssicherung

Auch hier liegt ein Konzept der DGPPN für depressive Störungen vor, das sich auch auf die anderen relevanten psychischen Störungen übertragen lässt. Wichtige Elemente der internen Qualitätssicherung sind Qualitätszirkel, Erfassung von Qualitätsindikatoren, Dokumentationssysteme. Regelmäßige Koordinations- und Kooperationsmaßnahmen der Teilnehmer müssen Funktionsfähigkeit und Qualität der Integrierten Versorgung sichern.

Als Grundlage für eine interne und externe Qualitätssicherung ist ein einheitliches, praxisorientiertes Dokumentationssystem zur Erfassung der Qualitätsindikatoren unerlässlich. Im Rahmen der Qualitätssicherungsmaßnahmen sollen themen- bzw. störungsbezogene Beispiele und patientenbezogene Fälle analysiert werden. Diese Analyse soll münden in die Erarbeitung, Umsetzung und Evaluierung von Behandlungsplänen, die wiederum der Optimierung der praxisbezogenen und evidenzbasierten diagnostischen und therapeutischen Empfehlungen dienen (lernendes System), die im Einzelfall die Basis der Versorgung sein müssen.

Als Instrumente hierzu geeignet sind Netzwerkkonferenzen. Hier werden regelmäßig Koordinations- und Kooperationsmaßnahmen abgesprochen. Das Dokumentationssystem sollte praxisorientiert und sektorenübergreifend sein und muss die zentralen Qualitätsindikatoren erfassen, da es nur so als Grundlage der internen und externen Qualitätssicherung dienen kann. Ein zentrales Qualitätskriterium ist z.B. die Orientierung des einzelnen diagnostischen und therapeutischen Handelns an evidenzbasierten Leitlinien.

Es werden anhand der Analysen dokumentierter Patientenbeispiele Behandlungspläne erarbeitet, umgesetzt und evaluiert (in Fallkonferenzen oder in Qualitätszirkeln). Aus den evidenzbasierten Leitlinien ergeben sich die praxisbezogenen und wissenschaftlich begründeten Versorgungsempfehlungen für die Behandlung der psychiatrischen Patienten:

- Erkrankungs-/Patientenbezogene Qualitätsindikatoren sind z.B. Symptomreduktion,

- Patientenzufriedenheit, Lebensqualität und Teilhabe (SGB IX),
- Ökonomische Qualitätsindikatoren sind z.b. Reduktion der direkten Behandlungskosten,
- Stationär (Dauer, Häufigkeit), poststationär, ambulant, Reduktion der indirekten Behandlungskosten z.b. Arbeitsunfähigkeit nach Häufigkeit und Dauer.

Auf der **Strukturebene** müssen die soziodemographischen Merkmale des Patienten erfasst werden: Anamnese, Diagnose einschließlich Komorbiditäten, Schwere der Störung (mit entsprechenden operationalisierten psychometrischen Instrumenten), Merkmale des Behandlers z.b. Fach, Qualifikation, Praxis-/Klinikmerkmale, Mitarbeiter. Ebenso erfasst werden sollen Indikatoren der Qualität der Netzwerkversorgung, wie Dauer der Wartezeiten bei Überweisung, Übermittlung von Befunden und Berichten, durchgeführte QM-Maßnahmen.

Auf **Prozessebene** geht es um die konkrete Durchführung leitlinienorientierter Maßnahmen in Diagnostik und Therapie sowie gegebenenfalls begründete Abweichungen. Diagnostische Maßnahmen umfassen z.b. Abschätzung des aktuellen Suizidrisikos, allgemeine körperliche und neurologische Untersuchung, Labor, EKG etc., leitlinienorientierte Pharmakotherapie z.b. nach Substanz, Dosierung, Off-label-Einsatz etc. Bei der Psychotherapie ist auf Prozessebene zu unterscheiden nach Art, Einzel- oder Gruppentherapie, Anzahl der Sitzungen. Erfasst werden müssen andere Maßnahmen, wie Ergotherapie, Psychoedukation, Kognitives Training, Arbeitsunfähigkeitsschreibungen etc. Definierte Vorkommnisse wie Complianceprobleme, Suizidversuche müssen aufgezeichnet werden. Zur Strukturqualität gehören auch Überweisungen zum Konsil, zur Mit-/Weiterbehandlung und Rücküberweisungen.

Bei der **Ergebnisqualität** sind alle relevanten Behandlungsergebnisse hinsichtlich Effektivität und Effizienz zu dokumentieren. Das sind vor allem therapeutische Effektivität (erfasst mittels entsprechenden operationalisierten psychometrischen Instrumenten), Patientenzufriedenheit (erfasst durch ein entsprechendes Ratinginstrument); Behandlungsdauer (stationär, poststationär, ambulant) und Veränderungen in den Lebensumständen (soziales Funktionsniveau, Beruf, persönliche Beziehungen).

Das **Dokumentationssystem** muss einheitlich für alle Akteure der Integrierten Versorgung sein. Es muss die Qualitätsindikatoren der Versorgung erfassen und sich sektorenübergreifend in die klinische Routine integrieren lassen. Die Kriterien für Behandlungsverfahren und Behandlungsergebnisse müssen kongruent zu den relevanten Leitlinien sein. Eingesetzt werden können Selbst- und Fremd-Ratings bei Beginn und Ende der Behandlung und Instrumente zur Erfassung der zentralen Qualitätsindikatoren.

Wichtige Maßnahmen der Qualitätssicherung sind:

* Netzwerkkonferenzen,
* Qualitätszirkel,
* Supervisionsgruppen,
* Interventionsgruppen,
* Zertifizierte Fortbildungen,
* Patienten- und Angehörigenbefragungen.

Als Grundlage auch für eine **externe Qualitätssicherung** ist ein einheitliches, praxisorientiertes Dokumentationssystem zur Erfassung der Qualitätsindikatoren unerlässlich. Darüber hinaus wird sie bestehen können in

* Zertifizierung,
* Einzelfallprüfung durch die Krankenversicherung,
* Einzelfallprüfung durch den MDK (Rechtsgrundlage?),
* Qualitätssichernde Maßnahmen der Berufsverbände und Fachgesellschaften,
* Qualitätsbericht,
* Systematische Auswertung der Ökonomischen Qualitätsindikatoren der Versicherten durch die Kasse.

Ausblick

Vorteile für die psychiatrischen Patienten, die an einer gut eingespielten Integrierten Versorgung teilnehmen, sind nach Albus mehr Patientenorientierung, besseres Management, Versorgung „aus einem Guss", bessere Steuerung der

Behandlungsprozesse, verkürzte Warte-, Behandlungs-, Arbeitsunfähigkeitszeiten, besserer Informationsfluss und erhöhte Transparenz, Qualitätssicherung durch laufende Evaluation der Prozesse. Bonusmodelle sollen zu gesundheitsbewusstem Verhalten motivieren.

Insgesamt scheint die Integrierte Versorgung auf dem Sektor Psychiatrie noch unterrepräsentiert zu sein. Nach Albus ergab eine Befragung der Träger psychiatrischer Krankenhäuser im Februar/März 2005, dass eine große Anzahl bislang keine Aktivitäten zum Abschluss eines Integrationsvertrages eingeleitet hatte (ca. 60 %). Von 31 beantragten Projekten waren fünf bereits mit den Kassen vertraglich vereinbart, für 17 weitere war der Vertragsabschluss in Aussicht gestellt. Überwiegend bezog sich die Planung auf Projekte zur sektorenübergreifenden Versorgung mit dem Schwerpunkt der Vernetzung mit niedergelassenen Ärzten konzentriert auf ein oder mehrere definierte psychiatrische Störungsbilder. Von der Medizinischen Hochschule Hannover wurde im Auftrag des Bundesministerium für Gesundheit von Melchinger, Holler et al. ein Konzept der psychiatrischen Krankenhausbehandlung „ohne Bett" (Hometreatment) entwickelt, das ein Modell für psychiatrische Versorgung in einer städtischen Region darstellen könnte.

Literatur

Albus M. Integrierte Versorgung psychisch kranker Patienten. MMW 2006, 148 (Sonderheft 2): 96–100

AWMF. Erarbeitungen von Leitlinien für Diagnostik und Therapie – Methodische Empfehlungen. www.uni-duesseldorf.de/WWW/AWMF/ll/ll_metho.htm

Bundesministerium für Gesundheit. Forschungsbericht vom 09.02.2005 – Integrative Psychiatrische Behandlung (IPB) als neue Form psychiatrischer Krankenhausbehandlung ohne Bett

DGPPN. Rahmenkonzept Integrierte Versorgung Depression. Nervenarzt 2005; 76(1):103–125ff

Hatzinger M, Holsboer-Trachsler E. Depressive Episode und rezidivierende depressive Störung (F32, F33). In: Gaebel W, Müller-Spahn F (Hrsg). Diagnostik und Therapie psychischer Störungen. Kohlhammer, Stuttgart Berlin Köln 2002: 374–422

Murray CJL, Lopez AD. Alternative projections of mortality and disability by cause 1990–2020: Global Burden of Disease Study. Lancet 1997; 349 (9064):1498–1504

Pentzek M, Abholz HH. Das Erkennen von Demenzen in der Hausarztpraxis – eine kritische Übersicht zur Studienlage. Neurogeriatrie 2004; 2: 69–76

Ruof J, Mittendorf T et al. Diffusion of innovations: treatment of Alzheimer's disease in Germany. Health Policy 2002; 60: 59–66

Weyerer S. Epidemiologie und Versorgung dementieller Erkrankungen. Beitrag für das Projekt der Robert-Bosch-Stiftung „Gemeinsam für ein besseres Leben mit Demenz", unveröffentlicht. Zitiert nach Melchinger H, Machleidt W. Hausärztliche Versorgung von Demenzkranken. Analyse der Ist-Situation und Ansätze für Qualifizierungsmaßnahmen. Nervenheilkunde 2005; 24: 493–498

WHO. Pharmacotherapy of depressive disorders. A consensus statement. J Affect Dis 1995; 17: 197–198

WHO-Studie: Global Burden of Disease Study. Alternative visions of the future: projecting mortality and disability, 1990-2020. In: Murray CJL, Lopez AD (eds) The Global Burden of Disease. Vol. 1 – Global Burden of Disease and Injury Series. Cambridge: Harvard University Press, 1996

6 Schlaganfall – Hirninfarkt und Hirnblutung

ANDREA FELSER

Der Schlaganfall ist eine der häufigsten und bedeutendsten vaskulären Erkrankungen. Weltweit steht das Krankheitsbild Schlaganfall an zweiter Stelle der Todesursachen und ist die dritthäufigste Ursache für Behinderungen und vorzeitige Invalidität in Europa. Im Jahre 2003 starben in Deutschland 75.114 Menschen an einem Schlaganfall (Frauen 47.728, Männer 27.386); das Krankheitsbild stand somit an dritter Stelle in der Todesursachenstatistik. Zur Zeit erkranken etwa 200.000 bis 250.000 Menschen pro Jahr an einem erstmaligen oder wiederholten Schlaganfall, etwa eine Million Bundesbürger leben mit den Folgen dieser Erkrankung. Für die Betroffenen und ihre Angehörigen bedeutet ein Schlaganfall weit reichende Belastungen, denn nur etwa 40 % der Überlebenden weisen ein Jahr nach der Erkrankung keine Einschränkungen in den Aktivitäten des täglichen Lebens auf.

Experten der WHO sprechen bereits vom Schlaganfall als der kommenden „Epidemie des 21. Jahrhunderts".

6.1 Krankheitsdefinition

Der Schlaganfall ist eine akute Durchblutungsstörung des Gehirns. Unter dem allgemeinen und in der Ära der bildgebenden Diagnostik im klinischen Alltag nicht mehr gebräuchlichen Begriff „Schlaganfall" sind zwei unterschiedliche Erkrankungsbilder subsumiert:

- Zum einen der ischämische Hirninfarkt mit all seinen Verlaufstypen als die häufigste zerbral-vaskuläre Erkrankung
- Zum anderen mit 10–20 % die Hirnblutung, hier wiederum zu unterscheiden die Einblutung in das Hirnparenchym gegenüber der Subarachnoidalblutung als eine Sonderform des Schlaganfalls

Die nicht-traumatische Subarachnoidalblutung bedarf eines spezifischen Prozedere. Die weiteren Ausführungen im Bezug auf eine Integrierte Versorgung betreffen deshalb ausschließlich den Hirninfarkt und die parenchymatöse Hirnblutung. Sowohl der Hirninfarkt wie auch die Hirnblutung ist eine Erkrankung des höheren Lebensalters. Etwa die Hälfte der Schlaganfallpatienten ist älter als 70 Jahre. Männer sind in fast allen Altersstufen zu etwa 30 % häufiger betroffen. In der Altersgruppe der über 85-Jährigen allerdings erkranken und sterben mehr Frauen am Schlaganfall und seinen Folgen. Die durchschnittliche Mortalität ein Jahr nach Erkrankung an einem Schlaganfall liegt bei 25 %. Die unterschiedlichen Schlaganfallarten und -subtypen weisen hierbei erhebliche Unterschiede auf. Der Schlaganfall ist in Deutschland die dritthäufigste Todesursache.

Typisch für jede Form des Schlaganfalls ist der unerwartete plötzliche Beginn des Akutereignisses mit unterschiedlichen neurologischen Funktionsstörungen.

Beim Hirninfarkt kommt es zum thrombotischen oder embolischen Verschluss hirnzuführender oder hirneigener Blutgefäße. Prädisponierend sind kardiale Erkrankungen, Gefäßerkrankungen, Gefäßrisikofaktoren, hormonelle Kontrazeptiva, Nikotin, männliches Geschlecht und höheres Lebensalter.

Der Hirninfarkt wird in Abhängigkeit vom klinischen Verlauf in die transienten ischämischen Ereignisse TIA (Transitorische Ischämische Attacke) und PRIND (prolongiertes reversibles ischämisches neurologisches Defizit) einerseits sowie den vollendeten ischämischen Hirninfarkt andererseits unterschieden.

Die transiente ischämische Attacke ist durch eine volle Reversibilität der Symptome innerhalb von längstens 24 Stunden definiert.

Das prolongierte reversible ischämisch neurologische Defizit PRIND ist definiert durch eine komplette Rückbildung innerhalb von 72 Stunden. Allerdings wird der klinische Begriff des PRIND zunehmend zugunsten des Begriffs Hirninfarkt verlassen. Morphologisch handelt es sich beim so genannten PRIND um gesicherte bildmorphologisch nachweisbare kleine Infarkte. Der vollendete Hirninfarkt ist entsprechend definiert durch eine Persistenz der Symptome über mehr als 72 Stunden.

Zu beachten ist insbesondere auch in Hinblick auf eine qualitätsgesicherte integrierte Schlaganfallversorgung, dass auch die vermeintlich harmlose TIA mit nur wenigen Minuten Symptomdauer ein Hochrisikofaktor für das Erleiden eines Schlaganfalls darstellt. Die Inzidenz für einen Hirninfarkt liegt nach einer TIA bei bis zu 5,3 % innerhalb von 48 Stunden und bei 10–17 % innerhalb von 19 Tagen, davon 20 % tödlich. Patienten mit Ersterkrankung Schlaganfall oder TIA sind rezidivgefährdet, zugleich aber auch Hochrisikopatienten für einen Myokardinfarkt.

Der Schlaganfall wie auch die TIA ist ein Notfall. Als wichtigste Maßnahmen zur Vermeidung zerebrovaskulärer ischämischer Ereignisse ist auf ein gesundheitsbewusstes Verhalten der Bevölkerung hinzuwirken sowie die Vermeidung beziehungsweise die konsequente Behandlung von Gefäßrisikofaktoren wie Diabetes mellitus, erhöhte Blutfettwerte und Bluthochdruck. Der Raucher kann bei Nikotinkarenz sein Schlaganfallrisiko erheblich reduzieren.

Zur Früherkennung zerebrovaskulärer ischämischer Ereignisse ist die breite und wiederholte Aufklärung der Bevölkerung wichtig. Hinweise auf einen Schlaganfall wie Lähmungserscheinungen oder Sehstörungen sollten in der Bevölkerung allgemein bekannt werden.

In der Behandlung des Hirninfarktes unterscheidet man zwischen rein präventiven Maßnahmen, der Akuttherapie nach eingetretenem Ereignis und der Sekundärprävention nach eingetretenem Ereignis. Vorbeugende oder vermeidende präventive Maßnahmen betreffen vorrangig den ambulanten Sektor und umfassen das Aufdecken von prädisponierenden Faktoren; Gefäßrisikofaktoren sollten ebenso wie etwaige seltenere schlaganfallassoziierte Grunderkrankungen konsequent behandelt werden. Verengungen der Halsschlagadern, die bisher nicht zu einem Hirninfarkt geführt haben, sind regelmäßig mit Ultraschalluntersuchungen zu verfolgen. Im Fall bestimmter Herzrhythmusstörungen oder Herzklappenerkrankungen ist gegebenenfalls eine Form der Blutverdünnung angezeigt.

Die Situation des akuten Schlaganfalls ist als Notfall zu begreifen. Eine stationäre Krankenhauseinweisung ist unverzüglich erforderlich; bei zunehmend flächendeckender Versorgung mit so genannten Stroke-Units (Spezialstationen) ist die Aufnahme auf solch einer spezialisierten Station anzustreben.

Nach bereits eingetretenem Hirninfarkt ist eine lebenslange Sekundärprävention zur Vermeidung von Folgeereignissen (Rezidiven) durchzuführen. Auch hierzu gehören weiterhin die konsequente Behandlung von Gefäßrisikofaktoren und anderweitig prädisponierenden Erkrankungen sowie die medikamentöse Behandlung z.b. mit einem Thrombozytenaggregationshemmer.

Bei der Hirnblutung kommt es durch zerreißen eines hirneigenen Gefäßes zur Einblutung in das Hirnparenchym (Hirngewebe). Die Hirnblutung kann, neben den typischen neurologischen Ausfällen, von starken Kopfschmerzen begleitet werden. Sie ist jedoch klinisch nicht sicher vom ischämischen Hirninfarkt zu unterscheiden.

Prädisponierend für einen Hirninfarkt sind neben Alter und Geschlecht vor allem arterielle Hypertonie und Rauchen. Ein erhöhtes Risiko ergibt sich auch aus regelhaft erhöhtem Alkoholkonsum und Übergewicht. Die Hirnblutung kann auch Folge einer Behandlung mit blutverdünnenden Medikamenten oder Krankheiten mit Gerinnungsstörungen sein. Im Gegensatz zu den ischämischen Hirninfarkten sind Herzrhythmusstörungen und Verengungen an den hirnzuführenden und hirneigenen Gefäßen kein Risikofaktor, eine Hirnblutung zu erleiden.

Sowohl der akute Hirninfarkt wie auch die akute Hirnblutung manifestiert sich mit plötzlich einsetzenden fokal-neurologischen Defiziten. In jedem Falle sollte die Aufnahme auf eine Stroke-Unit angestrebt werden. Die Differenzialdiagnostik und Differenzialtherapie ist bei einem Verdacht auf Schlaganfall durch eine Stroke-Unit zu gewährleisten. Die Akuttherapie der Hirnblutung unterscheidet sich erheblich von der Akuttherapie der Hirnischämie. Größere Blutungen müssen operativ entfernt werden. Die medikamentöse lebenslange Nachsorge richtet sich nach der Ätiologie der Blutung (Spontanblutung bei vorbekannter Bluthochdruckerkrankung; Spontanblutung unter Blutverdünnung etc.).

6.2 Vorgesehene Patienten

Hirninfarkt

Die qualitätsgesicherte Integrierte Versorgung richtet sich sowohl an Risikopatienten, die (noch) kein Schlaganfallereignis hatten als auch an Patienten in der Akut-, Postakut- und Langzeitphase nach erlittenem Ereignis. Insbesondere bei Risikopatienten sind angesichts der bedeutenden epidemiologischen, gesundheitspolitischen und sozioökonomischen Bedeutung des Schlaganfalls verstärkte Anstrengungen zu unternehmen, die Primärprophylaxe zu intensivieren. Bestehende Gefäßrisikofaktoren sind kontinuierlich zu evaluieren und die Behandlung zu adaptieren. Auf eine gesundheitsbewusste Lebensführung des Patienten ist im Rahmen der Primärprävention zwingend hinzuwirken.

Bei Eintritt eines Akutereignisses ist die stationäre Notfall- und Akutversorgung sicherzustellen sowie anschließend geeignete Maßnahmen der Rehabilitation.

Patienten mit länger zurückliegendem Schlaganfall bedürfen der lebenslangen Nachsorge und Behandlung bekannter Gefäßrisikofaktoren, um weitere Ereignisse zu vermeiden. Die Patienten bedürfen in unterschiedlichem Ausmaß und Zeitaufwand Heilmittel, Aufwendungen der Pflegeversicherung sowie Hilfsmittel.

Hirnblutung

Bei dieser Form des Schlaganfalls kann nicht, wie bei der Hirnischämie, der „typische Risikopatient" diagnostiziert und systematisch kontrolliert werden.

Eine Indikation für die Integrierte Versorgung ist deshalb die akute Hirnblutung zur stationären Notfalldiagnostik und -behandlung beziehungsweise zur spezifischen Therapie. Bei hypertensiv verursachten Hirnblutungen ist eine lebenslange Nachsorge mit optimaler Blutdruckeinstellung erforderlich. In Abhängigkeit von eingetretenen Folgen der Hirnblutung sind auch hier ambulant und stationär rehabilitative Maßnahmen, Heil- und Hilfsmittel sowie Leistungen der Pflegeversicherung notwendig.

6.3 Strukturmerkmale

Um eine Optimierung der Diagnostik und Therapie der beschriebenen Patientengruppen zu erreichen und die Versorgungsqualität zu sichern, sind personelle, apparative, räumliche und weitere infrastrukturelle Voraussetzungen zu schaffen beziehungsweise durch geeignete Maßnahmen wie Integrierte Versorgung, die bereits vorhandenen Kapazitäten sinnvoll einzusetzen und Synergieeffekte zu nutzen. Auf folgende Strukturmerkmale ist der Fokus zurichten:

Ambulanter ärztlicher Bereich

- Hausärztlich tätiger Internist/Facharzt für Allgemeinmedizin (Diagnostik und Behandlung von Gefäßrisikofaktoren),
- Facharzt für Kardiologie (Verlaufskontrolle und Therapie bei bekannten Vitien und Herzrhythmusstörungen),
- Facharzt für Neurologie (spezifische Methoden der Ultraschalldiagnostik der hirneigenen und hirnzuführenden Gefäße; klinische Verlaufskontrolle nach Ereignis, Indikationsstellung für ambulante und rehabilitative Maßnahmen).

Ambulanter nicht-ärztlicher Bereich

- Medizinisches Fachpersonal,
- Physiotherapie, Ergotherapie, Logopädie,
- Pflegedienste
- Hilfsmittelausstatter,
- Selbsthilfegruppen,
- Bedarfsweise psychologische Betreuung.

Akut-stationärer Bereich

- Krankenhäuser mit neurologischer Fachabteilung einschließlich Stroke-Unit und Intensivstation.
- Alternativ Krankenhäuser mit leitliniengerechter Akutbehandlung von Schlaganfallpatienten, vergleichbar zertifizierten Stroke-Units, z.B. im Rahmen telemedizinischer Vernetzung (Tempis/TESS in Süd-Ost Bayern und Schwaben).
- Neurologische Tagklinik (insbesondere sinnvoll im Rahmen der Primärdiagnostik bei Hochrisikopatienten mit einer komplexen Gefäßsituation; Indikationsstellung und Nachsorge für Carotisstents und ähnliches).
- Frührehabilitation schwerstbetroffener Patienten in Phase B gemäß dem Phasenmodell der neurologischen Rehabilitation. Es handelt sich hierbei um akut-stationäre Krankenhausbehandlung nach § 39 SGB V. Überwiegend wird gegenwärtig die Frührehabilitation der Phase B an ausgewiesenen Rehabilitationskliniken erbracht; teilweise aber noch im Akuthaus im Rahmen zugelassener besonderer Einrichtungen für Schwerst-Schädelhirnverletzte oder nach OPS 8-552.

Rehabilitation

- Im Sinne des Phasenmodells der neurologischen Rehabilitation ist hier von der weiterführenden Rehabilitation der Phasen C und D die Rede sowie von ambulanter neurologischer Rehabilitation. Es handelt sich um Maßnahmen nach § 40 SGB V.
- Die indikationsspezifische Rehabilitation von Schlaganfallpatienten wird an neurologischen Fachkliniken für Rehabilitation erbracht.
- Kliniken für geriatrische Rehabilitationsbehandlung sind geeigneter für die betagten, multimorbiden und schon vor Ereignis beeinträchtigten Patienten.

Allgemeine Voraussetzungen

- Sicherung eines 24-stündigen Bereitschaftsdienstes im ärztlichen Bereich.
- Sicherung von Transportwegen und Transportmitteln.
- Adäquate Infrastrukturen und apparative Ausstattung, z.b. neurologische und kardiologische Ultraschalldiagnostik, Computertomographie, Labor etc.
- Sicherstellen der Versorgung mit Medikamenten, Heil- und Hilfsmitteln sowie Leistungen der Pflegeversicherung.

6.4 Behandlungsinhalte und Leitlinien

Die Diagnostik, die Akuttherapie sowie die Primär- und Sekundärprävention orientieren sich an den aktuellen Leitlinien der Fachgesellschaften (DGN/Deutsche Gesellschaft für Neurologie und DSG/Deutsche Schlaganfallgesellschaft). Ziele und Inhalte der Leitlinien „akute zerebrale Ischämie" und „primäre und sekundäre Prävention der zerebralen Ischämie" wurden hier weitestgehend unter dem Kapitel 6.1 Krankheitsdefinition dargestellt. Zu beachten sind die Zertifizierungskriterien der regionalen und überregionalen Stroke-Units in Deutschland, zuletzt herausgegeben im Februar 2007 durch die Deutsche Schlaganfallgesellschaft und die Stiftung Deutsche Schlaganfallhilfe. Weitere, in Deutschland beachtete Leitlinien werden von der European Stroke Initiative (EUSI) herausgegeben. Die Therapieprinzipien im ambulanten Bereich sind im Kapitel 6.1 zu Primär- und Sekundärprävention zu finden.

Der Schlaganfall ist ein Notfall; allein bei Verdacht auf einen Schlaganfall sind umgehend stationäre Maßnahmen, idealerweise mit Behandlungsmöglichkeit auf einer Stroke-Unit, einzuleiten. Auf Stroke-Units werden nicht beatmungspflichtige Patienten interdisziplinär nach den Vorgaben der DGN, DSG und EUSI diagnostiziert und behandelt. Entscheidend ist die unmittelbare und rasche Diagnostik des Patienten nach Einweisung. Nur bei frühzeitiger Diagnostik (innerhalb von drei Stunden nach Krankheitsbeginn) ist im Falle des Hirninfarkts die thrombolytische Therapie möglich. Die Stroke-Unit gewährleistet eine intensive Überwachung der Vitalparameter und des klinischen Status. Gefäßrisikofaktoren werden frühzeitig aufgedeckt und behandelt, funktionell übende Verfahren kommen ohne Zeitverzögerung zum Einsatz.

Der Benefit einer Behandlung auf einer Stoke-Unit im Vergleich zu einer Allgemeinklinik ist statistisch zu belegen, die Mortalität sinkt im Vergleich um etwa 30 %, Tod oder Abhängigkeit können um 29 % reduziert werden und die Abhängigkeit von dauerhafter Pflege wird um 25 % minimiert.

Bei fortbestehendem fokalneurologischem Defizit besteht die Indikation zur stationären neurologischen Rehabilitation. Hier ist in Ausprägung vom Schweregrad des neurologischen Defizits das Phasenmodell der neurologischen Rehabilitation der Bundesarbeitsgemeinschaft für Rehabilitation zu beachten. Betagte, multimorbide und vorbestehend beeinträchtigte Patienten können für eine geriatrische Rehabilitationsbehandlung geeignet sein.

Ambulante neurologische Rehabilitation ist sinnvoll für Patienten, die in den ADL (Activities of daily life) weitestgehend selbstständig sind. Es gibt jedoch nur einige wenige Einrichtungen, die zur ambulanten neurologischen Rehabilitation zugelassen sind.

Die Indikation zur stationären Intervallrehabilitation nach Ablauf von ein, zwei oder mehreren Jahren ist im Einzelfall zu prüfen. Rehabilitationsbegründend können folgende Situationen sein:

- Nach vorangegangener ambulanter Heilmittelbehandlung ist nun von einem umschriebenen Rehabilitationsziel für den stationären Bereich auszugehen, z.B. vollständige Kostoralisierung und PEG-Entfernung, Erlernen des selbstständigen Transfers zur Pflegeerleichterung oder ähnliches.
- Rückschritte nach interkurrenter schwerer Erkrankung, die durch ambulante Heilmittel nicht aufzufangen sind.
- Vermeidung von Sekundärkomplikationen bei eingetretener Immobilität wie Gelenkversteifungen bei Spastik, Entwicklung therapieschwieriger Dekubitalulzerationen etc.

- In Abhängigkeit von der klinischen Situation kann auch die Indikation zur Intervallrehabilitation außerhalb der gesetzlich vorgegebenen 4-Jahresfrist bestehen.

6.5 Externe und interne Qualitätssicherung

Die bereits vorliegenden Eckpunktepapiere enthalten die wesentlichen Instrumente der internen und externen Qualitätssicherungsmaßnahmen. Im Rahmen der Integrierten Versorgung sollte durch die Leistungserbringer eine leitliniengerechte Behandlung der Gefäßrisikofaktoren, der schlaganfallassoziierten Erkrankungen und eine Patientenschulung erfolgen. Die Integrierte Versorgung soll eine sektorenübergreifende evidenzbasierte Präventions-, Behandlungs- und Nachsorgestrategie unter Wahrung des Wirtschaftlichkeitsgebotes darstellen.

Interne Qualitätssicherung

Die interne Qualitätssicherung dient einerseits dem Ziel, möglichst alle hier definierten Risikopatienten zu erfassen und einer standardisierten Vorsorge zuzuleiten.

Im Falle des eingetretenen Ereignisses stellt sie andererseits eine leitliniengerechte Akutbehandlung und Nachsorge sicher. Im Rahmen der Qualitätssicherung ist auf eine wirtschaftliche Versorgung zu achten.

Die interne Qualitätssicherung wird durch Einhalten der Leitlinien der Fachgesellschaften ein einheitliches Dokumentationssystem, Teilnahme an Qualitätszirkeln und Fortbildungsmaßnahmen erreicht. Auf dieser Grundlage sind Diagnostik- und Behandlungspläne zu entwickeln.

Externe Qualitätssicherung

Wichtigste Grundlage zur externen Qualitätssicherung ist ein einheitliches Dokumentationssystem zur Erfassung der Qualitätsindikatoren. Weitere Möglichkeiten sind:

- Zertifizierung der Stroke-Units durch DSG (Deutsche Schlaganfallgesellschaft) und DGN (Deutsche Gesellschaft für Neurologie),
- Einzelfallprüfung durch KV,
- Teilnahme der stationären Rehabilitationseinrichtungen an Verfahren zur externen Qualitätssicherung der Gesetzlichen Krankenversicherung,
- Auswertung von Patientendaten in Hinblick auf erreichtes Behandlungs- und,
- Rehabilitationsergebnis,
- Patientenfragebögen.

Mit den genannten Instrumenten der internen und externen Qualitätssicherung werden intraindividuelle, krankheits- und patientenbezogene Qualitätsindikatoren gleichermaßen wie patientenunabhängige Qualitätsindikatoren erfasst.

Beispiele für intraindividuelle patientenbezogene Merkmale sind soziodemographische Daten, Gefäßrisikoprofil, individuelle Krankheitsgeschichte, Compliance des Kranken. Beispiele für patientenunabhängige Merkmale sind leitliniengerechte Behandlung der diagnostizierten Erkrankungen, Dokumentationssysteme, Aus- und Weiterbildungsstand der beteiligten Leistungserbringer.

Qualitätsindikatoren

Qualitätsindikatoren sind auf mehreren Ebenen zu erfassen. Die folgende Auflistung soll beispielhaft verstanden sein. Es wird nicht zwischen patientenbezogenen und patientenunabhängigen Merkmalen unterschieden.

1. Strukturqualität:
   - Soziodemographische Patientendaten,
   - Anamnese,

- Befunderhebung,
- Diagnose,
- Qualifikation der Behandler/Leistungserbringer,
- Wartezeiten bei Überweisungen; Übermittlung von Befundberichten,
- Durchgeführte Qualitätsmanagement-Maßnahmen.

2. Prozessqualität:
   - Geltungsbereich (z.B. ambulant/stationär),
   - Versorgungsart (z.B. akut/rehabilitativ),
   - Zertifizierungsverfahren,
   - Fortbildungsmaßnahmen,
   - Patientenschulungen,
   - Diagnostische Maßnahmen,
   - Therapeutische Maßnahmen,
   - Heil- und Hilfsmittel.

3. Ergebnisqualität:
   - Outcome (Barthel-Index/FIM-Score),
   - Patientenzufriedenheit,
   - Erwerbsfähigkeit,
   - Akute und rehabilitative Behandlungsdauer,
   - Erfolgreiche Behandlung der Risikofaktoren,
   - Alltagskompetenz der Patienten nach abgeschlossener Akut- und rehabilitativer Behandlung/verbleibende Pflegebedürftigkeit nach SGB XI.

Ökonomische Qualitätsindikatoren

Reduktion der direkten und indirekten Behandlungskosten (z.B. Kosten für Krankenhausbehandlung, für Rehabilitationsmaßnahmen, Heil- und Hilfsmittel)

Fazit

Eine möglichst hohe ergebnisorientierte Qualität ist anzustreben. Sie ist zu erreichen, wenn sich alle Leistungserbringer der Integrierten Versorgung zur leitliniengerechten Behandlung verpflichten, Fortbildungen und Maßnahmen der Qualitätssicherung wahrnehmen, einer einheitlichen Dokumentation nachkommen und die interne Kommunikation, Befundübermittlung und zeitnahe Patientenan- und -aufnahme sicherstellen. Die Versorgungsqualität wird stets durch den schicksalhaften Krankheitsverlauf im Einzelfall und die Patientencompliance mit beeinflusst.

Literatur

Leitlinien der Deutschen Gesellschaft für Neurologie www.awmf.de und www.dgn.org
Deutsche Schlaganfallgesellschaft www.dsg-info.de

Stichwortverzeichnis